沪上中医名家养生保健指南丛书

总主编 施 杞　执行总主编 李其忠 黄琴峰

常见风湿病的中医预防和护养

主编 陈湘君　执行主编 顾军花

上海市老教授协会
上海中医药大学老教授协会 编著

復旦大學出版社

弘揚名家養生之道

服务人民健康事业

賀《沪上中医名家养生保健指南丛书》出版

陳凱先

二〇一三年九月

發扬中华文明精髓

發展中国特色养生

贺《沪上中医名家养生保健指南丛书》出版

汤钊猷

二〇一三年九月

健康来自科学的生活方式

复旦大学上海医学院内科学教授 杨秉辉

2013.9.

沪上中医名家养生保健指南丛书

编委会

常见风湿病的中医预防和护养

编 委 会

主　　编　陈湘君

执行主编　顾军花

副 主 编　茅建春

编　　委　（按姓氏拼音排序）

陈湘君　陈晓云　顾军花　茅建春

曲环汝　田　雨　薛轶燕　周　珺

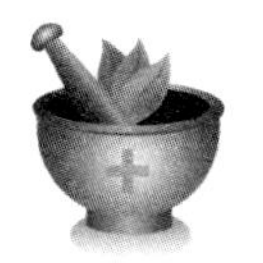

Foreword
序1

“人民身体健康是全面建成小康社会的重要内涵，是每一个人成长和实现幸福生活的重要基础。”这是习近平总书记在会见全国体育界先进代表时的讲话，说明健康对个人和社会的重要性。

《沪上中医名家养生保健指南丛书》是上海市老教授协会和上海中医药大学老教授协会经过协商、策划而编著的一套系列丛书，本丛书的出版得到了李从恺先生的大力支持。本丛书的总编施杞教授曾多次获得国家级、上海市科技进步奖，也曾获得“上海市劳动模范”、“上海市教书育人楷模”等荣誉称号，是德高望重的著名中医学家、上海市名中医，在中医临床上积累了丰富的经验；两位执行总主编也都有着深厚的中医学术功底和科普著作编著经验；各分册主编都是具有几十年临床经验的中医资深专家，在无病先防、有病早治和病后调养等方面都有独到而卓有成效的方法。专家们也感到，由于优质医疗资源的缺乏，每次门诊人数较多，而无法给病人解答更多的疑问，在防病和自我保健上也无法讲深讲透，因此冀望通过编著科普书籍来缓解这一矛盾。在编写过程中，他们结合现代医学知识对疾病进行分析，更重要的是把中医千百年来的实践和知识穿插其中；既考虑权威性，又考虑大众化；既继承了中医名家的经验，又奉献了自己的临证心得，体现了原创性。他们撰写认真，几易其稿，将本丛书和许多其他的养生书籍区别开来，以期正本清源，更好地为人民健康服务。

“人生百岁不是梦”，但要靠自己对身体的养护和医护人员的帮助。由于非医务人员在医学知识和技能上的缺乏，建议生病之后要到正规医疗场所治疗，因此本丛书没有把治疗疾病列为重点篇幅，重点在未病先防和病后调养上。书中既有大量的食疗知识，又有简单的草药使用，还有一些健身方法，可供普通民众自我预防、调养和护理，非常实用。

本丛书将学术、临证经验和科普写作方式准确地揉合在一起，相信在防病和病后调养中能给普通民众提供更多的便利，使全民的健康水平得到提升。

王生洪

2013年10月

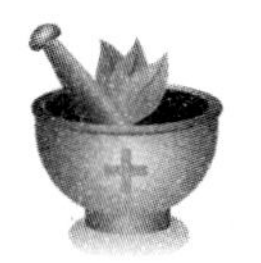

Foreword

序2

近年来，随着民众物质生活水平的大幅提高，养生保健意识亦随之日趋增强。当人们衣食无忧之后，对自身的健康、自身的生命会格外珍视，古今中外，无不如此。可见，对养生保健的重视程度，是一个群体、一个地区，乃至一个民族富裕程度和文明程度的晴雨表。然而，伴随“养生热”的兴起，充斥市场的养生药物、养生食材、养生书籍、养生讲座、养生会所等也乱象丛生，良莠不齐，令人无所适从，这一现象已引起政府和民众的高度关注。有鉴于此，广大民众热切企盼中医药学各专业领域的著名老专家、老教授发出他们的声音。上海中医药大学老教授协会及上海市老教授协会协同复旦大学出版社，策划、编撰、出版本系列丛书，正是为了顺应这种社会需求和时代潮流。

早在中医药学的经典著作《黄帝内经》就告诫从医者：追求健康长寿，是人之常情。医生应该向患者指出疾病的危害性，使患者认真对待疾病；医生应该告诉患者疾病的可愈性，以增强其战胜疾病的信心；医生应该告诉患者如何治疗疾病和病后护养，重视患者在疾病防治过程中的主体作用；医生应该设法解除患者的消极情绪，以减轻患者的心理压力。医生的这种解释和劝慰，即便是不甚明了医理的人，也没有不听从的。时隔两千多年，《黄帝内经》的这段话语，依然是我们医生责无旁贷的天职所在。

本系列丛书的各分册主编，均为沪上中医药学界资深教授、名老中医。他们凭借丰厚的学术底蕴、丰富的临证经验、丰满的编撰热情，组织相关团队，历经年余，几易其稿，其撰著态度之认真、内容取舍之严谨、遣词用句之精致，绝不亚于学术专著的撰写。

本系列丛书共计12分册，内容遍及中医内科、中医外科、中医妇科、中医肿瘤、中医骨伤科、中医耳鼻咽喉科等。每分册以常见病证为篇名，首先简要介绍疾病概况，包括临床表现、诊断依据、致病原因、常规治疗及预后转归等中西医知识。其次着重介绍养生指导，包括发病前预防和发病后养护两部分：前者针对常见病证的发病原因，如感受外邪、卫表不固、情志内伤、饮食失调、起居不慎、禀赋亏虚等，提出预防该病证的具体措施与方法；后者针对该病证的主要临床表现、发病过程及预后转归等，提出有针对性的护养措施，如药物护养、情志护养、起居护养、饮食护养、运动护养、按摩护养等内容。

本系列丛书的编写原则通俗易懂，深入浅出；侧重养生，突出实用；力求权威性与大众化结合，做到以中为主，中西并述。

上海中医药大学老教授协会会长 施杞

2013年10月

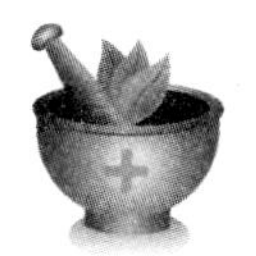

Preface

前　言

随着人民生活水平的不断提高，当人们解决了温饱及基本的医疗需求之后，对自身生命价值及生存质量的要求越来越高，追求健康与长寿，并且随着文化修养的日益提高，越来越多的人希望能通过学习与自我实践实现自己的养生保健，而不是过多依赖药品与医生。中医学在养生保健方面有着源远流长的历史及许多宝贵的实践经验，中华五千年的历史证明，在西医未传入中国之前，中华民族正是借此达到全民保健与疗病的效果。因此应用中医养生保健的方式进行自我保养自古以来即为民众所熟知、所习用，然而当下应运而生了大量的打着中医养生保健旗号的书籍、保健品和所谓的“养生大师”，误导甚至伤害了相当一部分人群，也影响了中医理论在民众中的推广与运用。因此，广大民众迫切企盼中医专业人士提供客观、翔实的中医养生指导。在此背景下，由上海中医药大学老教授协会与复旦大学出版社联手组织临床一线名老中医撰写了《沪上中医名家养生保健指南丛书》，以满足广大群众对中医养生的需求。

本分册《常见风湿病的中医预防和护养》由上海市名中医、全国第三至第五批名老中医学术经验继承班导师陈湘君教授主编，国家中医药管理局重点专科——上海中医药大学附属龙华医院风湿科临床一线的副主任医师及高年资主治医师集体编撰而成。全书分20章，介绍常见的20种风湿免疫病的中医养生保健。每个病种详细介绍关于该病的中医认识、中医的基本养生防治原则、发病前预防与发病后养护方法等，内容涵盖生活起居、饮食调养、穴位按摩等群众喜闻乐见的自我保健方法。对热爱中医、有一定文化修养的患者，可以起到良好的指导作用。其中第一至第五章和第十三章由顾军花主任医师撰写，第六至第八章由茅建春主任医师撰写，第九、第十章由陈晓云副主任医师撰写，第十一、第十二章由曲环汝副主任医师撰写，第十八、第十九章由田雨副主任医师撰写，第十五至第十七章由周珺主治医师撰写，第十四章由薛轶燕主治医师撰写，第二十章由顾军花与陈晓云共同撰写。

本书的主要特点在于密切联系临床实践，结合民众需求。由陈湘君教授为代表的一线风湿病中医师根据多年来的临床经验，群策群力，集中讨论，分工撰写，几易其稿，终可付梓。

我们欣喜地看到，随着医疗检测、治疗手段的提高，越来越多的轻症风湿病被发现，越来越多的中重症风湿病被缓解为长期稳定的轻中活动度的风湿病，还有越来越多的有家族发病史而自身并未发病者、有免疫功能异常而未确诊为风湿病者，这部分人群非常需要有一本中医自我保健的参考书进行指导。因此，我们可以自豪地说，本书的推出，可以满足这部分人群需求，为民众介绍常见风湿病的中医养生保健方法。同时，对于广大医务工作者在面对风湿病患者的咨询时可提供一定的参考。

综上所述，以中医五千年的理论精华为指导，以临床一线学术经验丰厚的专家为依托，本书的出版希望能指导民众通过自我调养达到改善体质、防病治病的目的。从长远意义上来说，既改善了国民体质，又减少了医疗支出，还普及了中医知识，是一举多得之善举。希望我们的努力能在更多的人群中传递中医治未病的理念，使更多的人群受益于中医养生保健的理念和方法。

陈湘君

2013年10月

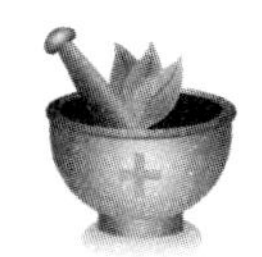

Contents

目 录

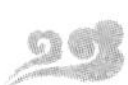

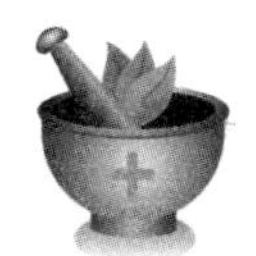

第一章
系统性红斑狼疮

【疾病概况】

系统性红斑狼疮(systemic lupus erythematosus, SLE)是一种由人体免疫异常产生针对细胞核成分的自身抗体所导致的多系统累及的自身免疫性疾病。临床表现多样,可出现皮肤、关节、浆膜、心脏、肾脏、血液、神经系统等多系统损害,多见于青年女性,男女性之比为 1∶9。目前本病已从原来的不治之症转为慢性病,患者的 10 年生存率已达 84% 以上。

系统性红斑狼疮的病因尚不明确,目前一般认为是多因性的,其发病与遗传素质、雌激素水平、紫外线照射、某些药物及食物、感染等多种因素有关。这些因素相互作用,导致体内免疫功能失常,产生过量自身抗体,并与体内的自身抗原结合形成免疫复合物,沉积在皮肤、关节、小血管、肾小球等部位,引起急性和慢性炎症及组织坏死,或细胞破坏,从而引起机体的多系统损害。

系统性红斑狼疮的临床表现多样,多系统受累是其主要临床特点,但在病程的某一时期,可以某一器官或某一系统为突出表现,以致易被误诊为单纯的肾炎、心包炎、血小板减少性紫癜、癫痫或关节炎等。临床病情轻重程度相差较大,有的皮肤病变突出,内脏受累较轻;有的血清学指标阳性而临床症状较轻;有的呈急性发作,病情来势凶猛;有的则以发作与缓解交替;少数病例可持续缓解多年。

系统性红斑狼疮由于表现多样，中医对应的病证也有多种。如以面部皮肤损害为主者，可归属于“阴阳毒”、“鬼脸疮”、“蝴蝶丹”等；以关节病变为主者可归属于“痹证”；肾脏受累而水肿者，可归属于“水肿”；血液系统性红斑狼疮病变常归属于“虚劳”等。

中医学认为，系统性红斑狼疮是一本虚标实之证。标实主要是火热亢盛，但有实火与虚火之分。实火多为外感热毒或日晒、药毒，或内伤之心肝积热；虚火多为阴虚阳亢所致。本虚则多为肝肾阴亏或脾肾不足。故中医诊治本病，首先分清标本虚实，标急治标，本急治本，标本俱急者标本同治。而益气养阴、调补肝肾则为本病的基本治则，病情活动时则辅以清热解毒、凉血化瘀；病情缓解时多佐以活血化瘀。

【养生指导】

系统性红斑狼疮的养生指导原则：避免各种激发或加重病情活动的诱因，增强体质，调适情绪，注意生活起居，减少各种感染机会。发病后积极配合中西医结合治疗，适当注意中医调摄，防止并发症并减少复发的次数。

一、发病前预防

中医学认为，系统性红斑狼疮的发病，与外邪、饮食、七情所伤有关，因此保持情志豁达、饮食有节、起居有常，使人体脏腑功能协调、气血调和、阴平阳秘，防止或减轻疾病的发生。

1. 避外邪

防止感冒，感冒是诱发和加重系统性红斑狼疮病情的主要因素之一。有光敏感或皮肤损害者，应避免皮肤直接曝晒，可使用防紫外线的阳伞或强度高的防紫外线护晒霜。

2. 调饮食

(1) 食物忌口

1) 皮肤有损害或有光敏感者，不宜食用新鲜的菌菇类食品、芹菜、草头(南苜蓿、紫云英)、无花果等容易增加光敏的食品。

2）由于本病多见阴虚阳亢之证，故同属此类体质的患者当忌食温热性质食品，如肉类中的羊肉、狗肉、马肉、驴肉、鹿肉、牛肉等；植物中的辣椒、青椒、大蒜、大葱、韭菜等；水果中的桂圆、荔枝、火龙果、芒果、橘子、樱桃、桃子等；饮料中的酒类、咖啡、红茶等。香烟中的尼古丁等有害成分会刺激血管壁而加重血管炎，应戒除。

3）有皮疹、溃疡或伴哮喘的患者当根据自身以往经验，忌食中医认为会激发病情的“发物”，如鱼、蟹、虾、笋、莴苣等。

(2）药物忌口

1）以下西药常可诱发或加重系统性红斑狼疮，应避免使用，如肼苯达嗪、普萘洛尔(心得安)、氯丙嗪、丙基或甲硫氧嘧啶、金制剂、*D*-青霉胺、苯妥英钠、异胭肼、链霉素、青霉素、磺胺类等。

2）以下药物可以引起光敏感，应在医生指导下短期使用或不用，如补骨脂、独活、紫草、紫浮萍、白蒺藜、白芷等。

3）系统性红斑狼疮发病与雌激素增高有关，一些含雌激素类物质的补品或药品应避免使用，如紫河车(胎盘)、脐带、蛤士蟆油、蜂皇浆、异黄酮、含雌激素的避孕药等。

4）系统性红斑狼疮发病与体内抗体异常增高也有关，故一些非特异性增强人体免疫功能的补品应在医生指导下谨慎使用，如人参、西洋参、绞股蓝及其复方制剂等。

5）有些药物对正常的肝肾功能并无影响，一旦出现肝肾功能损害，如狼疮性肝炎、狼疮性肾炎时，服用则会加重病情，如甘遂、杜仲、佩兰、木通、铁树叶、望江南子、萱草根、苍耳子、川楝子、苦楝根皮、黄药子等。

3. 畅情志

中医学认为本病多与火邪内盛有关，而各种不良情志，如抑郁恐惧、心烦易怒、大喜大悲、多思多虑等五志过极均能化生内火，伤及五脏六腑的气血运行而为病或加重病情。现代医学也认为异常的情绪可以影响免疫功能导致病情活动。故注意精神调摄是防止发病的重要手段。如果已经得病，应既来之则安之，保持乐观积极的态度积极配合医生治疗。

4. 慎起居

未发病时或缓解期患者可适当参加社会活动和工作，但要注意劳逸结合、适当锻炼、不能过度疲劳。

二、发病后养护

1. 根据症状进行针对性养护

(1) 关节炎及关节痛

保护关节，减轻关节活动，多休息，维持关节正确的姿势，并保持适当的活动。气候寒冷时注意关节部位的保暖。关节局部肿痛明显者，可用外洗中药进行局部熏洗治疗。

1) 寒湿阻络型　关节局部不红不热，喜温喜按，遇冷痛增，遇热痛减。可用制川乌、制草乌、桂枝、红花、蚕砂、海风藤、姜黄各 10 克，细辛、冰片各 6 克，煎汤水洗，每日 2 次，每次 15 分钟。

2) 湿热阻络型　关节局部红、肿、热、痛，不可触按，遇冷痛减，遇热痛增。可用虎杖、透骨草、忍冬藤、络石藤、桑枝、海桐皮、枯矾各 15 克，冰片 6 克，煎汤水洗，每日 2 次，每次 15 分钟。

(2) 发热

准确定时测量体温，保证休息，调整室温，促进散热。如无水肿现象时，可鼓励患者多饮水以补充水分，必要时冰袋降温或赴医院治疗。

(3) 皮肤红斑

保持皮肤清洁、干燥，避免阳光或紫外线直接照射。每日检查皮肤，观察是否有新皮损出现。皮损严重时可在医生指导下应用外用制剂局部涂搽。洗澡水不可过热，并避免使用刺激性沐浴清洁用品。面部红斑者，忌用碱性肥皂及化妆品或油膏，防止皮肤过敏以增加皮肤损害。

(4) 狼疮样脱发

每周用温水洗头 1～2 次，边洗边按摩头皮。同时可用外洗方促进头发生长：即人参叶、玉竹各 15 克，煎汤水洗，每周 2 次，每次 15 分钟。

(5) 口腔溃疡

可选用西瓜霜喷剂、珠黄散等外搽，保持口腔清洁；如有感染，可用 1∶5 000 呋喃西林液漱口，局部涂以锡类散或冰硼散等；如为真菌感染，可用制霉菌素甘油外涂。

(6) 其他

1) 心肺损害者　随时注意生命征象及末梢循环的变化，若有呼吸急促、血压下降、心律不齐、肢体水肿冰冷等情况，应迅速告知医生，以便及时进行处理。

2) 血液系统影响者　应注意定期复查血常规，如出现头晕、乏力加重、皮肤紫斑、黏膜出血、月经不止等现象应及时就医，以免血细胞下降过度导致感染、中枢出血等危急情况发生。

3) 中枢神经系统狼疮病史者　应注意观察患者有无行为改变、意识混乱、幻觉、妄想或情绪不稳定、抽搐等现象，若出现上述现象，应及时送医院治疗。陪护者宜适当保护患者，以防跌倒、跌落床下或咬伤舌头等意外发生。

4) 肾脏受损者　养护方式见狼疮性肾炎。

2. 应用糖皮质激素的养护要点

风湿免疫病患者大部分需要糖皮质激素(以下简称激素)治疗。使用激素时应注意以下几点，其他风湿免疫病也可参照。

1) 激素一旦使用，应根据病情及实验室检查情况在医生指导下进行增减，不可突然停药也不可自行随便加量。

2) 适当补充钙剂及活化维生素 D，防治骨质疏松。

3) 注意监测血糖和尿糖，防止药物引起的糖尿病。一旦发现血糖异常，应在内分泌科医生指导下进行降糖治疗。

4）注意观察大便颜色及胃肠道症状，定期检查大便隐血，以便早期发现消化道出血或溃疡。

5）大剂量激素治疗者可能出现失眠、精神亢奋及一过性的肌肉乏力现象，且由于激素造成代谢旺盛，可出现食欲亢进、满月脸、水牛背等向心性肥胖现象，故须注意精神调养，适当补充蛋白质、含钾食物，以及盐、水分，以免代谢产物增加及水分滞留而加重身体的不适。

3. 饮食调护

中医辨证系统性红斑狼疮患者多为肝肾阴虚、热毒内扰证，也有部分为肺脾肾气阴两虚之证。患者因为长期应用激素及免疫抑制剂造成抵抗力下降，可出现反复感冒的肺脾气虚证，故主要针对这几种证型进行饮食调养。

（1）肝肾阴虚证

1）枸杞芝麻粥

原料：枸杞子 30 克，黑芝麻 15 克，红枣 10 枚，粳米 60 克。

制作：上述 4 味用水常法煮粥。早晚餐服食，可以常服。

功效：滋养肝肾，补益虚损。

2）二菜汤

原料：淡菜 10 克，荠菜 30 克。

制作：先加水适量，文火煮淡菜 30 分钟，再放入荠菜水沸即成。喝汤吃菜，每日 1～2 次。

功效：补肝肾，益精血。

3）鳖鱼滋肾汤

原料：鳖鱼 1 只（300 克以上），枸杞子 30 克，熟地黄 15 克。

制作：将鳖鱼放沸水锅中烫死，剁去头爪，揭去鳖甲，掏去内脏及黄色脂肪，洗净，切成小方块，放入铝锅内；再放入洗净的枸杞子、熟地黄，加水适量，武火烧开，改用文火炖熬至鳖肉熟透即成。如常食用，可佐餐，也可单食。

功效：滋阴补肾。

(2) 热毒内扰证

1) 瓜皮荸荠粥

原料：西瓜皮、荸荠适量。

制作：西瓜皮切成块，去翠衣及瓤后，取白色层切丝加荸荠丝拌匀调味。水肿明显者不加盐。

功效：清热利湿。

2) 薏苡仁粥

原料：生薏苡仁 60 克。

制作：薏苡仁加水适量，煮烂成粥，加入白糖适量，空腹食用。每日 1 次。

功效：清热渗湿，健脾益胃。对有湿热的，可清热利水。

3) 金钱草炖猪蹄

原料：四川大金钱草 100 克，小茴香 10 克，猪蹄 2 只。

制作：金钱草、小茴香和猪蹄同炖至猪蹄熟烂，喝汤食猪蹄。

功效：健脾清热利湿。

4) 凉血五花茶

原料：红花、鸡冠花、凌霄花、玫瑰花、野菊花各 8 克。

制作：上药共置保温瓶中，用沸水适量冲泡，盖闷 15 分钟后，取汁代茶饮。每日 1 剂。气血虚弱者及孕妇忌用。

功效：凉血活血，疏风解毒。

(3) 气阴两虚证

1) 桑葚山药粥

原料：桑葚 30 克，山药 30 克，生薏苡仁 30 克，大枣 10 枚，粟米 60 克。

制作：以上 5 味，常法煮粥。分 2～3 次服食。

功效：益气养血，健脾渗湿，和胃生津。

2) 黄芪炖乳鸽

原料：黄芪 30 克，枸杞子 30 克，乳鸽 1 只。

制作：先将乳鸽去毛及内脏，与黄芪、枸杞炖熟，饮汤吃肉。

功效：补中益气养阴。

(4) 肺脾气虚证

1) 母鸡黄芪汤

原料：黄芪 120 克，母鸡 1 只。

制作：母鸡宰后去内脏洗净，和黄芪炖烂，撇去浮油，喝汤吃肉，每月 3～4 次。

功效：补气利尿消肿。

2) 白术猪肚粥

原料：白木 30 克，生姜 2 克，槟榔 10 克，猪肚 1 个，粳米 100 克。

制作：洗净猪肚，切成小块，同白术、槟榔、生姜共煮，至肚炖熟，取汁，以汁煮粳米为粥，以麻酱、酱油拌猪肚，佐餐药粥。

功效：健脾益气，消食和胃。

3) 猪脾粥

原料：猪脾 1 具，党参 15 克，橘红 6 克，粳米 100 克，生姜、葱白、食盐适量。

制作：将党参、粳米洗净，加水适量，煮沸后入生姜(刮去皮洗净，切片)，继续煮至米熟汤稠，放入猪脾(洗净，切薄片)、葱白、橘红(均先洗净)，至粥成，去橘红，加食盐调味，空腹食之。

功效：补气健脾，温中行气。

4) 龟肉炖虫草

原料：龟肉 250 克，北虫草 30 克，人参叶 20 克。

制作：将龟放入盆内，加热水(40℃左右)，使之排尽尿，宰去头足，剖开龟壳，除去内脏，洗净，放入瓦罐内。再将洗净的北虫草、人参叶放入龟肉罐中，加水适量。先用武火煮沸，然后以文火慢煮至龟肉熟透即成，如常食用。

功效:补益肺肾。

4. 穴位按摩

系统性红斑狼疮发病与人体免疫功能调节异常有关,中医则责之肝、脾、肾之功能失调,故平时保养可根据自己体质所属证型选取任督二脉及肝经、脾经、肾经的穴位进行按摩,一般每次选2～3个穴位,每个穴位按摩10～15分钟。

(1) 肝肾阴虚证

三阴交、肾俞、肝关、元俞、阳陵泉、膈俞、太溪。

(2) 肺脾气虚证

风门、大椎、足三里、脾俞、中脘。

(3) 热毒内扰证

曲池、合谷、风池、百会。

附:狼疮性肾炎

【疾病概况】

狼疮性肾炎(lupus nephritis, LN)是系统性红斑狼疮患者的主要症状及死亡原因,且随着目前系统性红斑狼疮的其他临床表现较易于控制,肾炎成为主要的难治症状。系统性红斑狼疮患者起病后出现肾炎者占40%～75%,且几乎所有系统性红斑狼疮患者如做肾脏穿刺,在病理上都有不同程度的肾小球异常。临床以狼疮性肾炎为系统性红斑狼疮初发表现者占5%～25%。

狼疮性肾炎因其有乏力、泡沫尿、血尿、水肿、肾衰竭等表现,可归属于中医学"虚劳"、"尿浊"、"尿血"、"水肿"、"癃闭"等范畴。其病机主要责之于肝肾阴虚或脾肾气虚,导致精微不固,或为虚火所扰,或为气虚不摄。日久可阴虚及阳,气病及血,出现阴阳两虚或气虚血瘀之证。

【养生指导】

狼疮性肾炎的养生指导原则：除遵循系统性红斑狼疮的原则外，还需注意积极补充优质蛋白，水肿患者应避免盐分摄入过多，合并高脂血症患者应注意饮食清淡，避免高脂饮食；合并高血压病患者应定时、定量服用降压药物，并定期监测血压；合并肾功能不全患者则应避免服用影响肾功能的药物，并定期监测肾功能，病情严重者必要时须配合定期做血液透析治疗。

一、发病前预防

除参照系统性红斑狼疮的发病前预防措施外，狼疮性肾炎患者更应注意休息，避免各类容易诱发系统性红斑狼疮活动的原因。如各种感染，一旦出现发热、咽痛、咳嗽、尿频、尿急、尿痛等感染表现时，除常规检查外，应及时化验尿常规，以观察是否有尿蛋白增加、血尿等肾炎复发的表现。即使病情稳定的患者也应定期检查 24 小时尿蛋白定量及双链 DNA 抗体，尽早发现病情是否活动。

二、发病后养护

1. 养护注意点

因狼疮性肾炎患者在一般系统性红斑狼疮表现外，多有蛋白尿、水肿、肾功能损害等表现，故针对这些症状应在系统性红斑狼疮病后养护的基础上注意以下几点。

(1) 低盐饮食

狼疮性肾炎患者因经常有尿蛋白的流失，造成血浆中白蛋白下降，可出现程度轻重不一的水肿现象，部分患者应限制食盐摄入量，待水肿消退、血压恢复正常后，可进低盐饮食，每日给盐 2 克；待尿检查恢复正常，才可恢复正常饮食。由于酱油内含食盐，馒头、挂面、切面都含碱(碳酸钠)，做面包、蛋糕用发酵粉，苏打饼干内有碳酸氢钠，罐头食品用的防腐剂，腌肉用的“硝”及味精、糖精都含有钠的化合物，故忌盐者对这几类食品应予以注意。建议常食低钠食物，如猪肉、西瓜、冬瓜、西红柿、茭白、芋头、橙、梨、苹果等。水肿严重者宜食宣肺、健脾、补肾利尿、渗利水湿之品，如冬瓜(皮)、西瓜(皮)、薏米、山药、扁豆、蚕豆、莲子、白菜、葫芦等。水肿者应限制水的摄入，一般每日摄入量按前24小时的尿量加500毫升为宜。遇有发热、呕吐、泄泻、大汗出等情况，应酌情增加水的摄入量，以保持水代谢平衡。

(2) 掌握蛋白质摄入量

对于已有肾功能损害，尿素氮增高者，应掌握好蛋白质的摄入量。控制好蛋白质摄入的质和量，以减轻肾脏负担，防治肾功能减退。在狼疮性肾炎急性期(水肿初期及含氮物潴留时)给低蛋白质饮食，按成人每日每千克体重给蛋白质0.8克计算，每日40克左右，包括含大量氨基酸的阿胶、鹿角胶等中药都应计算在内。当肾功能减退时，应根据肾功能损害程度给予优质低蛋白饮食，限制植物蛋白，如玉米、面粉、豆类制品等的摄入。优质蛋白质指鸡蛋、牛奶、鱼类、肉类等含动物蛋白(必需氨基酸)的食物。此时优质蛋白质的摄入量应按每日每千克体重0.5克计算，每日30克左右。病情迁延，精血亏损，血浆白蛋白低，血尿素氮不高或不甚高者，要适量补充蛋白质；特别是进行血液透析的患者，在透析治疗过程更要给予高蛋白、高营养食物。

(3) 注意饮食营养

注意饮食营养，保证足够能量。尤其肾功能减退者，所进饮食要充分满足患者每日的能量需要，可吃含糖类(碳水化合物)多而蛋白质少的一些食物，如藕粉、粉丝、粉皮、土豆、红薯、麦淀粉及糖等，因此类患者已根据病情需要控制蛋白质的摄入量，如果能量再不足，不仅机体缺乏营养，而且造成负氮平衡，会进一步加重肾功能的损害。

(4) 减少钾摄入

对“尿少”、“无尿”及血钾高者,应减少钾的摄入,限制含钾丰富的食物,如橘子、香蕉、菠菜、油菜、土豆、菜花等;宜食含钾低的食物,如鸡蛋、皮蛋、南瓜、西瓜、苹果等。

(5) 少吃脂肪和胆固醇含量高的食物

对于狼疮性肾炎合并高脂血症的患者,应注意少吃脂肪和胆固醇含量较高的食物,如肥猪肉、猪油、动物内脏、鸡油、肥鸭、肥鹅、肥牛肉、羊肉、带鱼、鳗鱼等,含糖的甜食在体内能转化脂肪,也应少食。

2. 饮食调护

狼疮性肾炎患者因病变累及肾脏,中医辨证多为湿邪困脾证、肝肾阴虚或脾肾气虚证,也有部分患者因合并感染可出现下焦湿热或风热犯肺之证。故主要针对这几种证型进行饮食调养。

(1) 风热犯肺证

1) 冬瓜粥

原料:新鲜连皮冬瓜 100 克,或冬瓜籽干的 15 克(新鲜的 30 克),粳米适量。

制作:冬瓜洗净切小块,与适量粳米一并煮为稀粥,随意服食。或用冬瓜籽煎水,去渣,同米煮粥。

功效:清热利小便,消水肿,止烦渴。用于口干咽燥,咳嗽咽痒,肢体酸者。

2) 茅根车前薏米粥

原料:新鲜白茅根 150 克,新鲜车前草叶 150 克,生薏米 100 克。

制作:将白茅根、车前草叶加水适量煮 30 分钟左右,取汁去渣,放入薏米煮熟。

功效:清热利湿。

3) 茅芦竹叶饮

原料:鲜茅根 60 克,鲜芦根 60 克,竹叶 30 克。

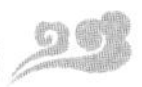

制作：将3药混匀，取适量药，以开水沏泡，或水煎取汁，代茶频饮。

功效：清热解表，利尿消肿。

（2）湿邪困脾证

1）烧三瓜片

原料：瓢瓜250克，南瓜250克，冬瓜250克，苍术25克，生姜15克，茯苓30克，泽泻30克。

制作：先用水煎苍术、生姜、茯苓、泽泻，去渣取汁，备用；将瓜洗净切片，常法煸煎后，用药汁烧制烹调，加调料适量即成。

功效：健脾化湿，利水消肿。

2）豌豆棒碴粥

原料：豌豆30克，玉米碴30克，茯苓、白术、川朴各15克。

制作：先用水煎煮茯苓、白术、川朴，去渣取汁，再用药汁煮豌豆、玉米碴成粥。

功效：健脾利湿。

（3）下焦湿热证

1）枇叶萝卜粥

原料：枇杷叶15克（鲜者50克），萝卜100克，粳米60克，冰糖少许。

制作：将枇杷叶（新鲜的应刷尽背面的绒毛）加水适量煎汁去渣，入萝卜、粳米煮粥，粥成后加入冰糖少许，煮成稀薄粥。

功效：清热利湿。尤其适用于肺热移于大肠者。

2）瓜皮荸荠粥

原料：西瓜皮、荸荠适量。

制作：西瓜皮切成块，去翠衣及瓤后，取白色层切丝加荸荠丝拌匀调味。水肿明显者不加盐。

功效：清热利湿。适用于暑湿入侵者。

3）白菜苡米粥

原料：大白菜500克，生薏苡仁60克。

制作：将大白菜洗净，切横丝备用；用水煮薏苡仁成粥，待粥成加入白菜丝，再煮数沸，待菜熟即成，不可久煮，无盐或低盐食用。

功效：清热利湿，健脾养胃。

4）泥鳅炖豆腐

原料：泥鳅（去内脏）100克，鲜豆腐100克。

制作：去内脏的泥鳅洗净，与鲜豆腐及适量水共煮熟，食泥鳅、豆腐，喝汤。

功效：健脾益气，利湿热。

5）瓜皮煎

原料：西瓜皮60克，冬瓜皮30克，瓢瓜皮30克。

制作：用水煎煮，取汁去渣，代茶常饮。

功效：清热利湿。

6）土茯苓猪骨汤

原料：土茯苓60克，猪脊骨500克。

制作：土茯苓、猪脊骨加水适量炖熟，食之。

功效：除湿热，利小便。

7）鲤鱼赤小豆茅根汤

原料：鲤鱼1条，赤小豆50克，鲜白茅根30克。

制作：将鲤鱼去鳞及肠杂，洗净后切块，赤小豆和鲜茅根加水适量，煎至赤小豆烂熟，去茅根渣，加入鲤鱼煮熟后再加调料食之。

功效：清利湿热，利尿消肿。

8）加味石苇饮

原料：石苇30克，白茅根30克，车前草15克，玉米须30克。

制作：用水煎汤，去渣取汁，代茶频饮。

功效：清利湿热，凉血止血。适用于狼疮性肾炎伴有血尿者。

3. 穴位按摩

狼疮性肾炎患者除可参照系统性红斑狼疮患者进行穴位按摩外，水肿较重者还可参照中医“水肿”论治，选取肾俞、水分、复溜、三阴交、阴陵泉、关元、血海等穴位进行按摩，亦可用艾卷灸气海、关元穴。

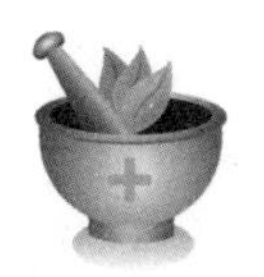

第二章 皮肌炎和多发性肌炎

【疾病概况】

皮肌炎(dermatomyositis, DM)和多发性肌炎(polymyositis, PM)为一组综合征,两者均为炎性疾病,临床上主要表现为肌无力,多累及四肢近端及颈部肌群。皮肌炎尚伴有两类特征性皮疹,一类为眶周出现的水肿性暗紫红色斑,并可逐渐扩展至前额、颊部、耳前、颈和上胸部"V"字区等处;另一类皮疹位于关节伸面,多见于掌指关节和指间关节伸面及跖趾关节伸面的红色或紫红色粟粒状丘疹,常可累及多种脏器,伴发肿瘤和其他结缔组织病。男女性发病之比为 1∶2。多发性肌炎和皮肌炎经过系统治疗,5 年生存率达到 80%,8 年生存率达到72.8%。最常见的死亡原因是肺脏、心脏受累,合并肿瘤与感染。

本病病因不明确,现代医学有免疫异常、感染因素、遗传因素等学说。对本病的治疗仍以肾上腺皮质激素(以下简称激素)为主,疗效不佳时加用硫唑嘌呤、甲氨蝶呤、环磷酰胺等免疫抑制剂,其他如氯喹、*D*-青霉胺等也可采用。

中医学认为本病早期多属痹证和阴阳毒,中晚期多表现为痹证和痿证。脾为后天之本,脾主四肢、肌肉,脾气亏虚则四肢肌肉失于气血濡养而痿软无力;肝主筋,肾主骨,肝肾不足则筋骨失养而致肢体不用。其基本病机,主要是正虚不能御邪,风热、风寒、风湿、毒热之邪,侵犯肌表,损伤肺胃之络脉,进而影响脾肾，导致脏腑功能失调，病变迭出。

【养生指导】

多发性肌炎和皮肌炎的养生指导原则：避免各种可能激发或加重病情活动的诱因，如风、寒、湿、热等不良因素对人体的侵袭，减少各种感染机会；增强体质，调适情绪，注意劳逸结合。对急性发病的患者要注意卧床休息，加强病情观察，如出现胸闷、气短、频繁干咳等呼吸肌、心肌累及，应积极进行中西医结合治疗；对慢性隐匿起病的患者应及早发现端倪，以便及时诊断；同时注意按摩肌肉，延缓肌肉萎缩的发生，防止并发症，并减少复发的次数。

一、发病前预防

中医学认为，多发性肌炎和皮肌炎的发病，与外感寒湿或湿热之邪、内伤饮食致痰湿留恋，或与肝气失于疏泄，木克土壅所致肝郁脾虚有关，因此外避风寒湿之侵，内调饮食，畅达情志，注意锻炼，可有效预防本病的发生。具体可以通过以下措施进行。

1. 锻炼身体

通过坚持不懈的锻炼，增强体质，提高抗病能力。锻炼的方式很多，如太极拳、易筋经、八段锦等。锻炼不仅能活动四肢筋骨，使身体气血流畅，而且可调节体内阴阳，使之平衡，达到增强体质的目的。身体健康，患病的机会就会减少。

2. 精神愉快

人的精神状态与疾病的发生、发展有密切的关系。七情内伤可直接致病，亦可因七情内伤引起阴阳失调，气血亏损，御邪乏力，易使外邪侵入而致病。所以遇事要学会自我克制、自我调节，勿郁郁寡欢、闷闷不乐，要心胸宽广，豁达大度，积极工作，愉快生活。

3. 防风寒,避潮湿

冬春季节要注意防寒防湿,切忌风吹受寒或雨淋受湿。炎热的暑天亦勿露卧湿地,患者不宜用竹席、竹床;注意保暖,尤其是病变的关节肌肉部位更要用护套保护,避免直接吹风,忌当风而卧或睡中以电扇取凉。天阴欲雨时,病情往往剧增,此时患者宜减少外出活动。被褥要经常暴晒,以祛潮气。天晴经常开门开窗,通气除湿。总之,日常生活中应注意避风、御寒、防湿,截其患病来路,是预防之良策。

二、发病后养护

多发性肌炎和皮肌炎患者活动期时所用激素剂量较大,故同样要注意使用激素的护养要点,具体同系统性红斑狼疮。而此病有一种类型是与肿瘤合并的皮肌炎/多发性肌炎,故在调养方面参见肿瘤部分的养生调护。还有少数患者可以并发间质性肺炎,如为急性者需及时就医配合抗炎或辅助呼吸治疗,以免发生生命危险。如为慢性缓解期患者也需定期赴专科医院随访,根据病情进行中西医结合治疗,干预其病程进展。具体可参见干燥综合征合并间质性肺炎的养护措施进行调养。

1. 皮肤红斑养护

皮肌炎的皮疹以眼眶周围的淡紫红斑、手指关节处的红斑及胸前"V"字区的红斑为主,也有泛发全身者。这些多为暴露部位,需避免日晒和使用刺激性洗护用品,保持皮肤清洁、干燥。皮损严重时可在医生指导下外用制剂局部涂搽。如原来曾有红斑,现在病情稳定,红斑未见新发者,也需密切注意。一旦出现新的皮损或原来皮损加重需及时就医,以免病情复发。

2. 肌肉炎症养护

伴有肌肉炎症的皮肌炎或多发性肌炎患者,应注意生活工作不能过于劳累,尤其在肌酶升高时建议以休息为主。如果出现四肢近端肌肉酸痛、无力等表现时,应及时赴医院检查,如肌

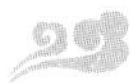

酶升高明显者,应在专科医生指导下调整治疗方案。

3. 饮食调养

皮肌炎及多发性肌炎患者从中医辨证来看,多属脾胃亏虚、湿浊阻络,或肝肾不足,气血两亏。饮食调养可从以下两方面着手。

(1) 脾胃亏虚、湿浊阻络证

1) 果仁排骨

原料:草果仁 10 克,薏苡仁 50 克,排骨 250 克,冰糖屑 50 克,葱、姜、黄酒、盐、油、酱、味精、麻油各适量。

制作:将草果仁、薏苡仁炒香后捣碎,再放入锅内加清水适量,用文火煮沸 10 分钟,取药汁后,再加清水煮取汁,共取药汁 500 克。洗净排骨,斩成小块。葱切段,姜拍碎待用。排骨、药汁、葱、姜放入锅内,加清水适量,用武火煮沸后,转用文火煮至排骨七成熟,再在锅内放酱油、冰糖屑、味精适量,继续用文火煮至排骨熟,再烹黄酒,转用武火收浓汤汁,浇上麻油即成。

功效:健脾燥湿,行气止痛,消食平胃。

2) 归参山药猪腰

原料:当归 10 克,党参 10 克,山药 10 克,猪腰 500 克,酱油、醋、姜丝、蒜末、香油少许。

制作:猪腰切开,剔去筋膜臊腺,洗净,放在铝锅内,加入当归、党参、山药、水适量,清炖至猪腰熟透。捞出猪腰,待冷,改刀切成薄片,放在平盘上,浇上酱油、醋、姜丝、蒜末、香油等调料即可。

功效:养血,益气,补肾。

3) 薏仁大米粥

原料:薏苡仁 60 克,大米 100 克。

制作:将薏苡仁淘洗干净,放入锅内,加入 1 500 毫升清水,以旺火烧开,转入慢火煎煮。八成熟时,把淘净的大米放入锅内,熬成粥食用。

功效：健脾清热，利尿消肿。

4）参苓白术茶

原料：炒白扁豆150克，人参（可用党参3倍量替代）、白术、云茯苓、甘草、炒山药各200克，莲子肉、桔梗、薏苡仁、砂仁各100克，陈皮150克。

制作：上药除人参外，共研为末，每包30克，每日1包，加大枣（剖开）3枚，加清水煎透，置于保温瓶中，盖闷20分钟。另用人参片3.5克，加水半小碗，放锅中炖30分钟，然后将汁兑入药茶，参片嚼细吞咽。药茶于1日内频频饮完。

功效：健脾渗湿，益气调中。

（2）肝肾不足、气血两亏证

1）归芪炖鸡

原料：母鸡1只（约1500克），当归30克，黄芪60克。

制作：将母鸡宰杀后，去毛及内脏，洗净，再将当归、黄芪饮片洗净，放入鸡腹内，加水及调料。煨炖至鸡肉熟透脱骨即成。

功效：养血益气，滋补身体。

2）葱炖猪爪

原料：猪爪4只，葱50克，盐适量。

制作：将猪爪除去毛桩、洗净，用刀剖成两片。葱切成段，放入盛有猪爪的锅内，加清水适量和盐少许，用武火烧沸后，转用文火烧煮，直至猪爪熟烂。分顿吃猪爪、喝汤。

功效：补气血，消水肿。

3）鳝鱼强筋健骨汤

原料：鳝鱼1条约250克，党参25克，当归10克，牛蹄筋15克，料酒、精盐、葱段、姜片、生油、肉汤各适量。

制作：蹄筋发胀，切成6厘米长段。党参、当归洗净切片，装纱布袋扎口。鳝鱼宰杀，去内脏、骨、头，洗净切成条，入油锅中炸至金黄色捞出。锅中加适量肉汤，加入蹄筋、鳝鱼肉、盐、药包、料酒、葱、姜，煮至肉蹄筋熟烂，拣出药包、葱、姜即成。随量服用，佐餐单服均宜，连续服用一段时间更佳。

功效：强筋健骨，活络止痛。

4）当归猪胫骨汤

原料：当归15～20克，猪胫骨500克。

制作：上两味共煮汤，水沸1小时后取汤。温服，加少量盐调味。

功效：补肝肾，强筋骨。

4. 穴位按摩

皮肌炎和多发性肌炎中医多责之于脾胃亏虚，平时可经常按摩足太阴脾经和足阳明胃经的穴位，如曲池、合谷、阴陵泉、解溪等。如属肝肾不足证者可经常按摩关元、三阴交、太溪、肾俞等穴位。

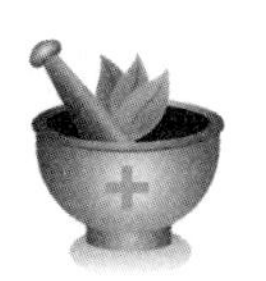

第三章 结节性红斑

【疾病概况】

结节性红斑(erythema nodosum, EN)是一种真皮脉管和脂膜炎症所引起的急性炎症性疾病，临床表现为对称性鲜红色结节性损害，分布散在，大小不等，压痛明显，好发于小腿伸侧。多见于中青年女性，男女性之比约为 1∶5，以春秋季发病者为多。发生皮损前可有先驱症状，如上呼吸道症状、发热、两侧膝关节痛、肌肉酸痛、乏力等。

本病病因复杂，一般认为与感染，尤其是与链球菌感染和药物反应有关。结核病亦是重要的诱发因素，特别是儿童。此外，病毒、真菌等感染，溴化物、磺胺等药物亦可诱发本病。需要注意的是，本病还可作为一种伴发症状出现在某些疾病中，如肉样瘤、麻风病、溃疡性结肠炎、淋巴瘤、白血病、白塞病等风湿免疫性疾病。结节性红斑的发病机制还不完全清楚，有人认为可能是机体对某些微生物的一种迟发型过敏反应；也有人认为是一种免疫复合物疾病。

结节性红斑属于中医学“瓜藤缠”、“湿毒流注”、“梅核丹”、“湿火丹”等范畴。

中医学认为本病多为素禀血热内蕴之体，或外感风湿之邪，或过食辛辣炙煿，血热内生，湿热互结，或下注小腿，或外泛肌肤，阻塞脉络，气血运行失畅，气滞血瘀，结为肿核。其病理关键为湿、热、瘀。故治疗多以祛风清热利湿、凉血活血散结为主；反复发作者常伴有脾虚或阴虚或阳虚，治疗应在活血化瘀散结的基础上佐以健脾利湿或养阴清热或温阳散寒。

一般而言，结节性红斑的预后较好，多为急性过程，通过治疗及调护常可治愈，一般经3～6周红斑可以消退，但易于复发。本病皮损多不化脓，愈后不留瘢痕，亦不累及脏腑，病情较轻。但肿瘤、风湿免疫性疾病伴发的结节性红斑，常反复发作，缠绵难愈，预后较差。

【养生指导】

结节性红斑与感染、药物、饮食等有关，平时预防应积极追查病因，去除可能诱发本病的慢性病灶和治疗原发疾病，禁用过敏药物，并辅以恰当的饮食。

一、发病前预防

1. 调起居

预防感冒，保持皮肤干洁，避免皮肤感染。结节性红斑多发于下肢，且结节红肿疼痛，发作时应少活动，避免长时间站立，抬高患肢。结节性红斑多与寒、湿有关，故应注意避风寒、潮湿，冬季宜保温。

2. 调饮食

结节性红斑以湿热证最为常见，因此要忌食腥发动风助湿之品。宜食用清淡性凉利湿之物，忌辛辣、肥甘厚味之品，如辣椒等，且鱼虾等发物也不宜食用。薏苡仁清热利湿，绿豆、赤小豆清热解毒，祛邪而不伤正，补而不滞，煮粥或煮汤饮用均可。蔬菜水果除韭菜、辣椒等性热之品外，一般均可食用；其中马齿苋、芥菜、慈姑、鲜藕等尤长于清热解毒凉血，可选用。热重伤津者，可用西瓜、梨、西红柿等生食或榨汁，也可煮汤代茶饮。

3. 调情志

保证良好的休息与充足的睡眠，消除忧虑、悲观等不良情绪影响，放松精神，转移注意力，不要过分关注是否发生结节性红斑，即使发生，也应积极配合医生寻找可能的诱发因素，并设法清除。

二、发病后养护

1. 对症治疗

一旦明确病因，应积极采取相应的治疗。可口服芬必得等非甾体类抗炎药，一般可迅速缓解症状；如皮疹广泛、炎症明显、疼痛剧烈者可以考虑在医生指导下应用小剂量的糖皮质激素治疗。对合并炎症感染者，可适当配合抗生素短期运用。无论病情轻重，均可合用清热解毒、凉血散结的中药，有助于迅速消除症状。但这些治疗只能缓解症状，不能彻底治愈。结节性红斑的根治，关键要抓住两点，一是抗敏脱敏，二是消除血管炎症。

2. 饮食调养

中医学认为结节性红斑多与“湿”、“毒”、“瘀”有关，故常见湿热夹毒和痰瘀阻络两个证型，饮食调养也须据证选用，具体如下。

(1) 湿热夹毒证

1) 赤小豆粥

原料：赤小豆 30 克，白米 15 克，白糖适量。

制作：先煮赤小豆至熟，再加入白米煮粥加糖。

功效：清利湿热，活血解毒。

2) 防风苡米粥

原料：防风 10 克，苡米 10 克。

制作：上 2 味水煮，每日 1 次，连服 1 周。

功效：清热除痹。

3) 决明蚕砂茶

原料:炒决明子20克,炒蚕砂15克。

制作:上2味按比例加大剂量,研成粗末。每日用40克置保温瓶中,冲入沸水适量,盖闷15～20分钟后,代茶频饮。脾虚便溏者忌用。

功效:清热,祛风,胜湿。

(2)痰瘀阻络证

1)土茯苓灵仙茶

原料:土茯苓40克,威灵仙30克,防己10克。

制作:按原方组成药量,研为细末。每日30克,置保温瓶中,冲入沸水适量,盖闷30分钟,代茶,一日内分数次饮完。每日1剂。

功效:祛湿活络,解毒止痛。

2)杭芍桃仁粥

原料:杭白芍20克,桃仁15克,粳米60克。

制作:先将杭白芍水煎取液,约500毫升;再把桃仁洗净去皮尖,捣烂如泥,加水研汁,去渣;加上2味汁液,同粳米煮为稀粥,即可食用。

功效:养血活血,化瘀消斑。

3. 穴位按摩

根据结节性红斑多为"湿热瘀毒"的病理特点,及所生部位以下肢伸侧为主的特点,自我保养时可多按摩清除阳明胃热及具有活血化瘀的穴位,如足三里、阳陵泉、三阴交、伏兔、血海、解溪、太溪、昆仑。

4. 外用验方

芙蓉膏组成:紫荆皮,天南星,芙蓉叶,独活,白芷,赤芍,生姜汁。

用法:上药为末,用生姜汁、茶叶调敷患处。适用于局部红肿热痛者。

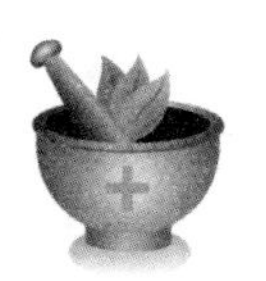

第四章
骨关节炎

【疾病概况】

骨性关节炎(osteoarthritis, OA),又称骨关节病、退行性关节病,亦有称增生性关节炎、肥大性关节炎,多见于40岁以上中老年人,在65岁以上老年人中普遍存在。本病是一种以关节软骨退行性改变为核心,累及骨质,并包括滑膜、关节及关节其他结构的全方位、多层次、不同程度的慢性炎症。

本病发病的确切病因不清楚,目前研究认为可能与年龄增长、外伤、炎症、肥胖、遗传因素、性激素水平、骨质疏松、关节过度使用、儿童时先天性髋关节脱位、膝内翻未纠正以及软骨抗原的免疫反应导致关节软骨破坏等有关。

本病临床可见手骨关节炎、膝骨关节炎、脊柱骨关节炎、髋骨关节炎及原发性全身性多骨关节炎几种类型。多表现为慢性迁延性发病,起病缓慢,多无周围全身症状,仅少数病例表现为急性炎症过程。其病变特点为逐渐发生的关节疼痛肿胀、关节僵硬感和活动受限。

本病属于中医学"骨痹"、"腰腿痛"等范畴。中医学认为,人体是一个有机的整体,骨为支架以支持人体,保护内脏;筋则约束骨骼,构成关节,产生运动。筋骨靠气血和肝肾的精气得以充养。《素问·宣明五气》云:"肝主筋,脾主肉,肾主骨"、"肾生骨髓"。可见肌肉筋骨的强弱盛衰、罹病、损伤,均与脏腑有密切关系。《素问·生气通天论》云:"阳气者,精则养神,柔则养筋"。《素问·五脏生成》云:"足受血而能步,掌受血而能握,指受血而能摄"。说明筋骨受到气血的濡养,方产生"步、握、摄"的肢体功能。如风寒湿热病邪入侵,又肝肾不足,脾气虚弱,致骨失所养,不能束骨利关节而发病,临床上往往邪实、正虚交杂兼并为患,难以截然分开。其病机大致包括肾元亏虚、肝血不足、气滞血瘀、外感(风)寒湿邪等。

本病一般预后良好,较少出现关节强直及严重关节畸形,但某些重症也可导致畸形和功能活动障碍等。因本病关节的病变是不可逆性的,故治疗上多采取保守及对症疗法。

【养生指导】

一、发病前预防

中医学认为,骨关节炎的发病与人体肝肾不足、脾气亏虚基础上外感寒湿等邪有关,故在发病前应注意保养肝肾精血、保持脾胃健运有常、防止感受外邪;同时须结合西医发病观点,避免关节过度使用、减轻体重、减少关节负重、增加骨质营养。

1. 避免过劳耗伤肝肾精血

劳力劳心过度,尤其是现代人喜欢夜生活,熬夜加班,均是影响肝肾精血充养的不良习惯和生活方式,应尽量避免。同时,可适当培养音乐、歌剧、书法、画作的爱好,并参与一些养心健身的太极拳、吟诵班等调节情绪,开阔心胸,以利于肝肾精血的补养。

2. 饮食有节保养脾胃

中医学认为,脾胃为后天之本,饮食不洁或不节制,或无规律地暴饮暴食均会造成后天脾胃损伤,脾气亏虚,水谷不化精微充养全身,反成痰饮留阻中焦,下注关节百骸,而成痰浊流注之骨痹。故饮食节养清淡,可保养脾胃,杜绝生痰之源。

3. 注意保暖以防寒湿

寒湿入络，经络阻滞，日久则成骨痹早期之寒湿阻络型。故注意保暖防寒，避免久居阴冷潮湿地方可减少感受寒湿之机。同时尚须注意避免大风大雨淋湿，以免风湿留阻肌表，日久留恋不去形成骨痹。

4. 避免外伤劳损

本病可因过劳外伤所致，过劳后局部关节气血受阻，痰瘀交阻，也可成为骨痹。故注意避免外伤、劳损，尤其是上班电脑一族，长期伏案工作，易形成颈椎、腰椎、手指的骨关节炎，尤当避免。

二、发病后养护

1. 生活养护

(1) 减负强骨

主要是要减少骨骼的负担，如减轻体重，少爬山、少爬楼梯、少背重物等；同时要强壮骨骼，使骨头变得更加结实。骨头的主要成分是磷酸钙，因此大家在补钙的时候不要忘了补磷。如果仅仅补钙而不补磷的话，身体里就会形成碳酸钙的结石，而不能形成磷酸钙的骨头。老年人应注意多吸收钙，其摄取量应较一般成年人增加50%左右，即每日成分钙不少于1 200毫克，故宜多食牛奶、蛋类、豆制品、蔬菜和水果，必要时补充钙剂。

(2) 保证营养的补充

指给予一些能够营养软骨的药物，促进软骨细胞的活性，使关节里生成更多的软骨基质，修复破坏、磨损的软骨，如氨基糖苷类药物。另外，还可以给一些关节滑润剂，使得关节在负重或活动的时候对软骨的摩擦损伤小一些。

(3) 适当应用消炎镇痛类药物

对于关节肿痛较明显或处于急性炎症活动期的患者，应适当加用消炎镇痛类药物，如芬必得、双氯芬酸(扶他林)、戴芬等。

炎症直接导致的关节疼痛、肿胀以及功能障碍，要控制炎症，以减轻炎症期间关节软骨的破坏，推迟关节畸形的发生。

(4) 适当的正确锻炼

关节的运动要恰到好处，适可而止。一些人认为骨关节炎主要是由于劳损、过量运动引起的，为了保护关节便拒绝锻炼身体；也有一些人认为骨关节炎是由于运动少，关节不灵便了，一定要多爬山、多跑步及多加锻炼。以上两种观点都是不对的。正确的关节锻炼原则如下。

1) 不可使关节过度负重、受潮、受凉，避免久站、久坐，不要让关节处于某一体位时间过长。

2) 对骨关节炎患者的锻炼要一分为二，正确的锻炼可以预防、延缓和减慢骨性关节炎的进程。有益的锻炼包括游泳、散步、骑脚踏车、仰卧直腿抬高或抗阻力训练及不负重的关节屈伸活动。而不正确的锻炼可加重骨性关节炎。有害的运动是增加关节扭力或关节面负荷过大的训练，如爬山、爬楼梯或下蹲起立等活动。

2. 饮食调养

如前所述，骨痹主要与肝肾精血不足、脾虚痰湿、寒湿阻络、痰瘀交阻有关，故饮食调养也主要从这几个证型进行。

(1) 肝肾不足证

1) 壮骨驻颜酒

原料：干地黄 70 克，熟地黄 50 克，川椒 30 克，牛膝 75 克，生黑大豆 70 克，山药 50 克，赤、白何首乌各 75 克，肉苁蓉 70 克，枸杞子 70 克，藁本 30 克，白酒 2 500 毫升。

制作：先将赤、白首乌研末，且晨蒸，日出晒，夜间露，如此九蒸九晒九露。再与诸药共捣为末，纱布包扎，浸入酒中，浸泡 30 天，过滤，去渣备用。每日 2 次，每次 10～20 毫升，早、晚饮用。

功效：补肾壮骨，轻身延年，补精益血。

2）牛膝蹄筋

原料：牛膝10克，蹄筋100克，鸡肉500克，火腿肉50克，蘑菇25克，胡椒5克，味精5克，黄酒30克，葱10克，姜10克，盐5克。

制作：将牛膝洗净后，切成斜刀片，蹄筋放入大碗内，加清水适量，上笼蒸约4小时，蒸至蹄筋酥软时取出，再用冷水浸漂2小时，剥去外层筋膜，洗净。火腿肉洗净后切成丝，蘑菇水发后切成丝。葱、姜洗净后，切成葱段、姜片。蹄筋发胀后，切成长节。鸡肉切成六分见方的块。将蹄筋、鸡肉放入碗内，再把牛膝片摆放在鸡肉之上，火腿丝、蘑菇丝拌匀后撒在周围，葱段、姜片放入碗中，再用胡椒粉、味精、黄酒、盐、清汤，调好汤味倒入盛鸡的碗内，上笼蒸约3小时。待蹄筋酥烂后即可出笼，拣去葱、姜，再调准口味即成。

功效：祛风湿，强筋骨。

3）甲鱼杞山贞子汤

原料：甲鱼1只(约重500克)，枸杞子30克，山药45克，女贞子15克。

制作：将甲鱼宰杀，洗净取肉切块，女贞子用纱布包好，山药洗净切片，同枸杞子共入锅中，加水适量，共炖熟烂，弃药包。饮汤食甲鱼肉，每日分2次食完，连用3～5天。

功效：补肝益肾。

4）当归猪胫骨汤

原料：当归15～20克，猪胫骨500克。

制作：上2味共煎汤，水沸1小时后取汤。温服，加少量盐调味。

功效：补肝肾，强筋骨。

（2）脾虚痰湿证

1）莲子芡实猪肉汤

原料：莲子肉50克，芡实肉50克，猪肉200克。

制作：猪肉洗净切块，与莲子及芡实同入锅，加水适量煨汤，熟后加少量食盐调味。佐餐、饮汤食莲子及猪肉。

功效：补脾固肾，宁心安神。

2）北芪煲南蛇肉

原料：北芪 50 克，南蛇肉 200 克，生姜 3 片。

制作：上 3 味，加水煲汤，用油、盐调味。饮汤食蛇肉。

功效：补气养血，祛风湿，舒筋骨。

3）黄芪蹄筋汤

原料：黄芪 30 克，当归 30 克，牛膝 30 克，防风 15 克，寻骨风 15 克，鲜鸡矢藤 30 克（干品用量减半），猪蹄 1 对。腰椎异常改变者加狗脊 30 克、薏苡仁 30 克、丹参 30 克；腰腿疼痛明显者鲜鸡矢藤用量加大到 45～60 克（干品减半）。

制作：先将猪蹄筋切成半寸长小节，洗净备用；再将其余药物一起浸泡于 2 000 毫升冷水中 30 分钟，用文火煎熬 1 小时许，取药汁 800 毫升，过滤去渣，然后将猪蹄筋放入药汁内，用文火煎熬以熟为度，吃筋喝汤，1～1.5 天 1 剂。

功效：祛风湿，强筋骨，止痹痛。

4）五品粥

原料：生苡米、赤小豆各 50 克，白扁豆 30 克，高粱米 40 克，大黄豆 30 克。

制作：上 5 味用水发后，放在压力锅内，加水适量煮烂成粥。每日早晚各服 1 小碗，吃时可加白糖或配咸菜，适口而定。

功效：健脾利湿。

（3）寒湿阻络证

1）二藤鹳草酒

原料：海风藤 15 克，常春藤 15 克，老鹳草 20 克，桑枝 30 克，五加皮 10 克，白酒 1 000 毫升。

制作：将上药洗净，置净坛中，入酒浸泡，盖封口，3～5 天后启封即可取饮。每日 1 次，每晚饮 10～20 毫升。

功效:祛风湿,通经络。

2) 木瓜牛骨汤

原料:木瓜 10 克,鲜牛骨 500 克,水发木耳 10 克,油菜 10 克,海米 10 克,香油 5 克,味精 5 克,胡椒粉 5 克,香醋 15 克,精盐 3 克,淀粉 25 克。

制作:将木瓜焙干,研成细面,把牛骨洗净,放入锅内,加入清水上火烧开,撇去汤上浮沫,再加入葱白、姜片继续煎煮。见牛骨表面呈灰白色,发涩时捞出牛骨,汤中加入木耳、油菜片、海米、味精、精盐、木瓜面,开锅后用水淀粉勾芡,再加入胡椒粉、香醋、香油即可出锅食用。

功效:强筋壮骨,利湿舒筋,醒脾和胃。

3) 蛇肉汤

原料:菜花蛇肉 100 克,胡椒粉 2 克。菜花蛇学名蚺蛇,性味甘温,有小毒,能祛风杀虫,治风痹、瘫痪等。

制作:将活菜花蛇剖开肚腹,去肠杂、鳞皮、头尾,洗净,净肉(可带骨刺)切段后,放入砂罐内,先武火煮沸,再用文火煨炖,直至烂熟。间日或 3～5 日服食 1 次,食时加入胡椒粉少许。10 次为 1 个疗程。

功效:搜风除湿,活络止痛。用于风湿痹症,关节疼痛久不愈者。无特殊禁忌证。

4) 牛膝茎叶粥

原料:牛膝茎叶(干品)20 克,粳米 100 克。

制作:牛膝茎叶放砂锅内,加水 200 毫升,泡透,煎至 100 毫升,去渣取汁备用。粳米加水 500 毫升,煮至米开化,入药汁,煮粥待食。每日早晚温热食服。孕妇及月经过多者忌服。

功效:温经散寒,祛风除湿。治风寒湿痹,症见关节疼痛、畏寒恶风、遇寒加重等。

(4) 痰瘀交阻证

1) 桑枝红糖饮

原料:桑枝 60 克,红糖 30 克。

制作:将桑枝加水煮沸后,加红糖再煮 15 分钟,去桑枝,喝汤。每日 1 剂,早晚分 2 次服,连服 1 周。

功效:散寒,活血,止痛。

2) 木耳桃仁方

原料:黑木耳、桃仁、蜂蜜各 120 克。

制作:将木耳用温水浸泡,洗净,与桃仁、蜂蜜共捣烂如泥,放锅内蒸熟。分 4 日吃完。孕妇禁用。

功效:祛风活血。治四肢麻木不仁。

3. 适当锻炼

对于本身关节就不太好的人来说,要纠正一个误区,当感觉骨关节不适的时候,不要休息不活动,而是要在病情允许的范围内进行正确、适当的体育锻炼。这样不仅能缓解关节疼痛,还能防止病情进一步发展,并有利于病情的恢复。以下介绍适合锻炼关节的 5 个有效方法。

1) 平躺"蹬三轮" 每日早晚躺在床上,模仿蹬三轮的动作,手"抓"着车把,脚"蹬"着蹬子,要让踝关节到肩关节的各个关节都得到锻炼。

2) 坐位伸膝 坐于床上,让不舒服的膝关节尽量伸直,然后用同侧的手向下按着膝盖,同时,让另一手使劲去探摸伸展的脚。

3) 坐位垂膝摆动 坐在床边,让关节不舒服一侧的小腿下垂,另一条腿压在膝关节上按压,同时弯曲膝关节锻炼。

4) 仰卧屈膝 仰卧床上,让关节不适一侧的腿与身体成 90°,膝关节尽量弯曲,然后让另一条腿按压弯曲的小腿,以增加膝关节的屈度。

5) 跪位屈膝 跪坐在床上,用整个上身的力量向后跪压,以增加屈膝的角度,进行锻炼。

4. 穴位按摩

可按关节炎发生部位选取疼痛点，中医称阿是穴揉按，也可按疼痛部位周围的穴位经常按摩。具体取穴如下。

1）肘部　曲池、手三里、天井、合谷。

2）腕部　外关、阳池、阳溪、合谷。

3）指掌部　中渚、合谷、八邪。

4）髋部　环跳、秩边、居髎、髀关。

5）膝部　血海、伏兔、阳陵泉、梁丘、膝眼。

6）踝部　中封、丘墟、昆仑、解溪、悬钟、三阴交。

7）脊柱　风池、风门、大椎、肾俞、华佗夹脊。

5. 外用熏洗或药浴

1）活络洗方　炒艾、制川乌、木瓜、防风、五加皮、地龙、当归、羌活、土鳖虫、伸筋草各 30 克。上述药方纱布包裹后，入盆中加冷水置火上煎煮，沸腾 5 分钟左右，将盆离火置地上，趁热熏蒸患处，待稍冷后（以不烫皮肤为度），用药汁洗浴患部，并轻轻按揉。每日 1～2 次，每次 1 小时左右，每剂连用 5～7 日。注意：皮肤破损及化脓性皮肤病者忌用。

功效：行气活血，通络止痛。

2）苍术熏洗液　苍术 30 克，防风、牛膝、当归、羌活、红花、川椒、寻骨风、制川乌、木瓜、白芷、透骨草、海风藤各 20 克，鸡血藤、乳香、没药、威灵仙、黄柏、海桐皮、伸筋草各 25 克，制草乌、细辛各 10 克。上述药物用纱布包裹后，加水 1 000 毫升，用武火煎 20 分钟，文火煎至 600 毫升，煎液熏洗患肢，以汗出为度，并用力按摩患处。每日 2 次，每剂用 5～7 日，5 剂为 1 个疗程。

功效：祛风除湿，活血通络，消肿止痛。

3）外洗方　桂枝、麻黄、制川乌、制草乌、威灵仙、秦艽、海桐皮、独活各 9 克，制延胡索、茯苓、当归各 15 克，细辛 3 克，伸筋草、忍冬藤各 30 克。上述药物加水煎 15～20 分钟，煎 2 汁，合在一起 500 毫升左右，待稍凉（以皮肤能耐受为度）后，用湿毛巾不断湿敷关节，同时进行关节伸屈功能锻炼。注意保持水温恒定，每次 30 分钟，每日 3 次，7 日为 1 个疗程，治疗 2～4 个疗程。

功效：温经散寒，活血通络。

4）川乌木瓜方　炒艾、生川乌、木瓜、防风、五加皮、地龙、当归、羌活、土鳖虫、伸筋草各 30 克。上述药物煎沸 5 分钟后熏洗患处，每次 1 小时，每日 1～2 次，7～10 次为 1 个疗程。

功效：活血化瘀，温经通络。

5）透骨草洗方　全虫 15 克，蜈蚣 10 条，透骨草 50 克，桂枝 10 克，虎杖 30 克，红花 20 克，没药 10 克。上述药物加水 1 500毫升，浸泡 1 小时，用武火煎开 20 分钟，捞出药渣。将患部放在药液上趁热熏洗，以汗出为度，然后用毛巾蘸药液敷患处，再将患处放于温药液中泡 30 分钟。每晚睡前治疗 1 次，每剂药用 5 次，10 次为 1 个疗程。

功效：活血通络，散寒止痛。

6）骨刺浸剂　地鳖虫 40 克，五灵脂 30 克，白芥子 30 克，制草乌 30 克，三棱 30 克，威灵仙 60 克，楮实子 60 克，马鞭草 60 克，苏木 60 克，海带 60 克，皂角刺 60 克，蒲公英 60 克，延胡索 60 克，防己 60 克。上述药物水煎达沸后 3～5 分钟，加入食醋 100 毫升，鲜葱 100 克，至温后，患脚放入浸泡 30 分钟至 1 小时，每日 2 次，每剂药浸 4 次后，更换新药。

功效：化痰软坚，活血止痛，治足跟痛。

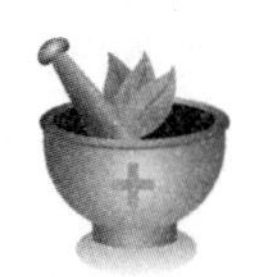

第五章 产后风湿病

【疾病概况】

产后风湿病俗称产后风，是指育龄妇女产后或者人工流产术后以及坐月子调护不当而感受风寒湿邪所引起的以肢体、关节酸困疼痛，麻木不适，怕风、怕冷为主要表现的疾病。看上去很像风湿病，但风湿病检查指标多为正常，使用常规抗风湿药物无效，因而称为产后风湿病。

1. 主要原因

1) 孕妇分娩过程中，消耗大量体力，产道出血，肌表、筋骨开放，造成体内血脉、经络虚弱。分娩后如果保健不到位，外邪则乘虚侵入肌肉、关节等处，随着产后的恢复，肌表、筋骨关闭，将风湿寒邪包裹于体内，产后风湿病遂告形成。

2) 产后过早活动导致肌肉、关节劳累也难辞其咎。产后新妈妈关节内滑液囊的滑液大多分泌不良，稍微劳累就可出现手腕发麻一类的不适感。这与分娩期血液循环不畅密切相关。

3) 有关专家的临床研究发现，高龄分娩、难产、剖宫产、多次流产等也对“产后风”的发生与发展有某种影响，这几种产妇患上产后风湿病的概率明显升高。

早在唐代《经效产宝》中对本病就有论述：“产后中风，身体疼痛，四肢弱不遂”。因此中医很早就认识到有“产后风”、“产后痹”的名称，其病机多认为先天气血不足，产后百脉空虚导致风寒湿入侵，痹阻经络而致；或为怀孕生产中情志不畅或饮食失调，导致肝郁脾虚、气血运行不利而致痹。

2. 具体表现

1）大多数患者表现为汗出恶风、恶寒、全身的肌肉和关节疼痛。有的患者其关节和肌肉的缝隙中有钻风感，即每当感受凉风之时就有凉风钻到骨头里的感觉，严重者即使在暑热时节其患处也必须裹以厚被或棉衣才感觉舒适。常见证型有肝郁脾虚和气血不足两种。

2）如属肝郁脾虚的患者多伴有头痛、头晕、眼眶疼痛、眼睛干涩或多泪，且情绪焦虑易悲伤或发怒，乳汁不畅或易患乳房小叶增生、睡眠不安等。

3）如属气血不足患者可表现为乳汁少、稀稠、月经迟行或量少，唇甲色淡，面白无华，发脆易落等。

4）需要注意的是，有些风湿病患者的初次发病或病情活动也往往在怀孕分娩后，故有产后风湿痛的患者必须到正规医院的风湿科抽血检查以排除类风湿关节炎、系统性红斑狼疮、干燥综合征等风湿病，只有排除风湿免疫性疾病后才能考虑诊断为产后风湿病。

产后风湿病如排除器质性风湿免疫性疾病后，一般经过适当的调养或辅以中医药治疗，均可好转或治愈。但也有少部分患者为风湿病发病的先兆或因情绪失控最终形成产后抑郁症，此部分患者需要长期在风湿科或精神科诊治。

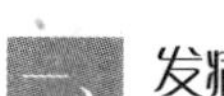

【养生指导】

一、发病前预防

1. 避免房屋阴冷潮湿

如果新妈妈在坐月子的时候，住的房子比较背阴，没有阳光照射、阴冷潮湿的话，会给新妈妈的身体带来很大的伤害。最好选择向阳的房间，屋子里的阳光要充足，新妈妈可以在房间里多晒太阳，适时开窗通风，冬天每日一般不应少于1小时。房间要注意卫生，空气新鲜，通风良好，注意避免让新妈妈直接被风吹到。南方冬季没有暖气，可以适当使用空调，调节适宜的室内温度。夏季房间闷热的话，可以把电扇对着墙壁方向吹，让风反弹回来，使室内空气流通，注意空调的冷气不要直接吹到新妈妈和宝宝身上。

2. 避免产后过早劳累

新妈妈在分娩时消耗了很多体力，建议最好休息24小时，保证产后充足的睡眠，第2天再适当活动。在活动时新妈妈应避免用力过大，可以适当活动一下身体，不要陷入过度疲劳的状态。月子里，禁止从事重体力劳动，尤其是过度增加腹压的活动，比如久蹲或搬重物等。新妈妈产后，身体需要好好地休养，如果过早地工作，甚至是劳累，都有可能给身体埋下很多隐患。新妈妈在坐月子时用冷水洗衣服，很可能会手关节疼痛，患上严重的风湿病。

3. 注意洗澡的宜忌

新妈妈生完宝宝的第1天，身体比较虚弱，最好不要洗澡，可用温水擦浴。在坐月子的时候，新妈妈一定要注意自己的个人卫生，适当洗澡，但每次洗澡时间不宜过长，最好控制在15分钟之内，洗澡水温保持在35～37℃左右，室内温度要在22～26℃左右，沐浴、洗完头发后尽快擦干、吹干，注意不要着凉。冬天尽量避免在浴室内使用电器，预防发生意外。同时新妈妈尽量避免洗凉水澡。临床研究发现，夏天，新妈妈在洗澡的时候，如果贪图凉爽，洗澡水比较凉的话，身体和凉水的“亲密接触”，让本来就非常虚弱的身体受到冰凉的刺激，身体不能抵抗凉水侵袭，很容易产生关节疼痛或得产后风湿病。沐浴后头发没干，就立即睡觉，也是引起产后风湿病的主要原因。

4. 注意饮食的宜忌

新妈妈的饮食要特别注意，营养均衡的同时还要合理搭配。

吃一些高蛋白、低脂肪的食物后，搭配蔬菜和水果；荤素搭配，粗细粮搭配；除了正常吃饭菜，还要适当喝汤，以补充产奶消耗的水分。避免吃一些辛辣生冷的食物，这些刺激性大的食物对新妈妈产后虚弱的身体有很大的危害。喝一些较清淡的汤，比如银耳汤、山药汤等，都有助于暖身。冬季可以把水果切块，用开水过一下，防止太凉。夏季避免食用冰镇的水果，多吃一些温热性的水果如葡萄、龙眼、樱桃等。

5. 避风保暖

无论是自然分娩还是剖宫产，一般在生完宝宝后普遍比较容易出汗，这时切忌吹风止汗，最好的办法就是自然降温。如果是在晚上，还要注意保暖，防止夜里气温降低以后新妈妈受凉。室内温度冬季最好保持在 18～22℃，夏季可以保持在 24～26℃左右，新妈妈身上的衣服被汗湿了以后，要及时更换。尤其在阴冷潮湿的初冬季节，一定要注意保暖，室内要暖和干燥，如果气温变化，一定要及时添减衣服。

二、发病后养护

1. 生活养护

新产妇因生产过程中或多或少会气血耗伤，而小生命的来到又会打乱既往固定的生活模式，休息不能保证，且抚育孩子的责任重大又使精神得不到放松，如果自己哺乳的话还要保证奶水充足通畅。这些影响都会造成产后新妈妈体内气血不足或在压力下运行不畅，因此需要家人的配合、自我精神的放松、积极的饮食调养才能尽快适应哺乳期的任务，同时才能调畅气血，尽快恢复常态。

2. 饮食调养

产后风湿病患者多体质偏虚，或气血不足，或阴虚血少，饮食应注意避免过于寒凉，可以多吃一些温热性的水果，如葡萄、龙眼、樱桃等。推荐肉类如猪肝、牛肉、鱼；蔬菜如胡萝卜、西红柿、茄子、南瓜；水果如水蜜桃、菠萝、梨；以及干红枣、黑木耳。

也可以按体质不同进行饮食养护,具体如下。

(1) 气血不足型

1) 章鱼炖猪脚

原料:章鱼(干品)120克,猪脚1~2只。

制作:上2味加适量水煮汤,至稠。调味后饮汁吃肉,亦可佐膳。一般2次见效。

功效:益气血,增肾精,健腰脚。治妇女产后体虚、缺乳。

2) 酸辣猪血

原料:鲜猪血250克,鸡蛋老膏100克,鲜豆腐100克,青豌豆50克,精盐5克,花椒水15克,味精3克,香醋10克,绍酒10克,水淀粉50克,白胡椒面5克,香油5克。

制作:①将猪血过罗,加水适量,上屉蒸成血豆腐,取出切成3分宽,1寸长条。②鸡蛋老膏、豆腐切同样的条备用。③锅内放油适量,放入猪血及鸡蛋老膏、豆腐、调料,用水淀粉勾芡,淋入香油即可。

功效:补血益精,生津润燥,补心安神。适用于心烦不眠,燥咳声哑,头晕目眩,腰膝酸软,产后血虚,久病体虚以及奔豚气患者等。

(2) 气虚寒湿型

1) 当归羊肉汤

原料:羊肉500克,当归15克,生姜12.5克,葱12.5克,胡椒1.5克,食盐2.5克。

制作:羊肉洗净,切成约2.5厘米方块,当归装入纱布袋内扎口。将砂锅内注入清水,置于火上,入葱、姜、胡椒、羊肉、当归(布包)入汤中,用武火煮沸约30分钟后,改用文火炖烂,去当归即成。食肉饮汤,任意食之。

功效:温经壮阳,散寒止痛。治产后寒痹及阳虚痹。

2) 防风粥

原料:防风10~15克,葱白2根,粳米100克。

制作：先将防风、葱白煎煮取汁，去渣；粳米按常法煮粥，待粥将熟时加入药汁，煮成稀粥服食。每日早、晚食用。

功效：祛风解表，散寒止痛。治外感风寒、发热、畏冷、恶风、自汗、头痛、身痛等症。

3）八宝除湿粥

原料：生苡米、生芡实、白扁豆各 10 克，莲子、赤豆各 15 克，生山药 30 克，大枣 10 枚，粳米 100 克。

制作：以上诸味除粳米外，其余各物共加水适量，煎煮 40 分钟，再放入粳米，继续加水煮成粥。早晚各食 1 碗，常食效果甚佳。

功效：健脾利湿。治面部黑斑色淡、油脂分泌较多、肢体困重、食少纳差。

4）复方黄芪粥

原料：黄芪 15 克，炒白芍、桂枝各 10 克，生姜 15 克，粳米 100 克，大枣 4 枚。

制作：前 4 味煎浓汁去渣，粳米与枣同煮粥，粥成入药汁，调匀服食。每日 1 次。

功效：益气养血，温经通络。治手足无力、肢体麻木不仁以及脑血栓患者血压不高者。

5）白术茶

原料：白术 45 克，制南星、制半夏各 30 克，生姜 2 片。

制作：上药前 3 味研粗末。每次用 40 克，用纱布包，临服加生姜 2 片，共置保温杯中，用沸水冲泡频饮。每日 1 剂。阴虚内热、津液不足、口干舌赤者忌用。

功效：燥湿化痰，健脾利水。适用于痰湿咳嗽、肢体沉重、嗜卧倦怠、纳呆、消化不良者。

(3) 阴血不足型

1）乌鸡海参

原料：乌鸡肉 150 克，水发海参 500 克，蛋清 30 克，葱段 100 克，酱油 25 克，精盐 3 克，白糖 50 克，味精 5 克，芝麻油 5 克，淀粉 20 克，绍酒 25 克。

制作：①将肉用刀片成 1 分厚的薄片，收入碗内，加入精盐、绍酒、味精、芝麻油腌煨 3 分钟，然后用蛋清、淀粉调成糊浆。②把海参一片两半，用开水烫一下，捞出控干。③炒勺放火上，勺内加入猪油，烧三成热时，把肉片下油滑开倒入漏勺内。④勺内留 50 克底油，放葱段翻炒成牙黄色时，加入绍酒、酱油、白糖、味精、海参，开锅后用水淀粉勾芡，倒入鸡片，淋入芝麻油，翻炒均匀出勺。

功效：补肾益精养血，滋补强壮。适用于病后产后、气血双亏、腰脚痿软、小便频数、消瘦乏力、崩漏带下、肠燥便秘、虚劳盗汗者。

2）桑枝蜜茶

原料：桑树带叶嫩枝 20 克，蜂蜜适量。

制作：先将桑枝剪碎，置保温瓶中，用沸水 300 毫升泡闷 20 分钟，倾出清汁，再调入蜂蜜少许，分 2～3 次代茶饮。产后感寒致关节痹痛者忌用。

功效：祛风清热，除湿止痛。适用于产后汗出当风，以致着衣即汗，去衣恶风，肢体酸楚，类似风湿病者。

3. 穴位按摩

除疼痛局部关节周围可取阿是穴按压外，对于风寒湿入侵经络、体质偏气阳不足型者可以艾灸中脘、关元、足三里，主要是调动体内的阳气升发。“邪之所凑，其气必虚”，阴阳失和，引阳扶正是治疗之本。

4. 外用热熨方

1）老鹳草 20 克，伸筋草 30 克，透骨草 30 克，食盐适量。上药共捣烂，加食盐炒热。熨敷于足心涌泉穴，以及八髎穴和阿是穴，每日 1 次。

2）老茅草叶、石菖蒲、陈艾各适量。上药煎汤备用。取药液待其温度适宜时作洗浴用。

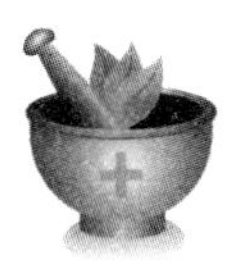

第六章
风湿性关节炎

【疾病概况】

临床上我们碰到很多患者把凡是感受风寒湿邪所引起的关节疼痛都说成是“风湿性关节炎”，其实这是不科学的。现代医学中风湿性关节炎(rheumatoid arthritis)属变态反应性疾病，是风湿热的主要表现之一，多以急性发热及关节疼痛起病，典型表现是轻度或中度发热，游走性多关节炎，受累关节多为膝、踝、肩、肘，腕等大关节，常见由一个关节转移至另一个关节，病变局部呈现红、肿、热、痛现象，部分患者也有多个关节同时发病，大多数患者仅有关节疼痛而无其他炎症表现，且急性炎症一般于2～4周消退，不留后遗症，但常反复发作，少部分患者可出现心脏受累而表现为风湿性心脏病，或出现神经系统受累而表现为风湿性舞蹈病。由于风湿性关节炎是风湿热的主要表现之一，其关节受影响为主的表现在成年患者中占91.7%，儿童患者中占55.7%，因此临床上常将“风湿热”称为“风湿性关节炎”。由此看出患者所理解的“风湿性关节炎”范围远远超过临床上真正的“风湿性关节炎”，可能将许多非风湿性关节炎的疾病也包括在其中。下面仅就现代医学所说的“风湿性关节炎”作一养生介绍。

风湿性关节炎常因居住拥挤、营养低下、治疗条件缺乏等原因，在溶血性链球菌感染诱发下引起的一种反复发作的急性或

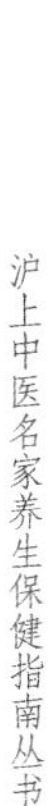

慢性全身结缔组织的炎症疾病，以心脏和关节受累最为显著。若风湿活动影响心脏，则可发生风湿性心肌炎，甚至遗留心脏瓣膜病变。在关节炎急性期患者可伴发热、咽痛，心慌、红细胞沉降率增快及C-反应蛋白增高等表现，病情好转后可恢复至正常。冬春阴雨季节的潮湿和寒冷的气候是重要的诱发因素。

风湿性关节炎属中医学“热痹”、“历节”的范畴。历代医家认为“热痹”的产生，多因直接感受火热之邪，或风寒湿邪郁久化热，或脏腑功能失调如阳热体质，或阴血亏耗而致，亦有提出痰火滞络而引起的，气候多变的地区尤为多见，环境的干、湿状况对本病的止、发也有密切关系。治疗上疏风、散寒、化痰、祛瘀、养阴、化湿等方法需与清热药配合治疗，应杂合以治（即综合治疗），在选用治疗方法时应掌握标本结合、防治结合、医疗与自疗结合等原则。将治疗渗透到预防、调护等各个环节中。

【养生指导】

风湿性关节炎的养生指导原则：减少诱发因素，注意居住卫生，避免潮湿和寒冷，增强体质。发病后急性期卧床休息，宜进食易消化和富有营养的饮食，日常保持积极平和的心态，坚持规范治疗。

一、发病前预防

1. 加强锻炼，增强身体素质

经常参加体育锻炼，如保健体操、练气功、太极拳、做广播体操、散步等，大有好处。凡坚持体育锻炼的人，其抗御风寒湿邪侵袭的能力比一般没经过体育锻炼者强得多。身体强壮，抗病能力强，就很少患病。

2. 避免风寒湿邪侵袭

防止受寒、淋雨和受潮，特别是关节处要注意保暖，不穿湿衣、湿鞋、湿袜等。夏季暑热，不要贪凉裸露、暴食冷饮等。秋季气候干燥，但秋风送爽，天气转凉，应防止受风寒侵袭。冬季寒风刺骨，注意保暖是最重要的。

3. 注意劳逸结合

饮食有节、起居有常、劳逸结合是强身保健的主要措施。临床上，有些风湿性关节炎患者的病情虽然基本控制，处于疾病恢复期，往往由于劳累而重新加重或复发，所以要劳逸结合，活动与休息要适度。

4. 保持良好的心理状态

有些患者由于精神受刺激，如过度悲伤、心情压抑等而诱发本病的；而在患了本病之后，情绪的波动又往往使病情加重。这些提示精神（或心理）因素对风湿性关节炎有一定的影响。因此，保持良好的心理状态，对维持机体的正常免疫功能是重要的。

5. 防治感染

风湿性关节炎很多是在患了扁桃体炎、咽喉炎、急性肠炎等感染性疾病之后发病的。这是由于人体对这些感染的病原体发生了免疫反应而引起本病的。所以，预防感染和积极控制体内的感染病灶也是重要的。

6. 增强免疫力

生活上要注意保证充足的睡眠，保持情绪乐观，限制饮酒，适当参加体育运动，并注意适当补充优质蛋白质、各种维生素。

二、发病后养护

1. 食物忌口

风湿性关节炎患者有的病程较长，如果患病后忌口太严，经年日久，影响营养的摄入，对疾病的康复不利。一般来说风湿性关节炎患者可以食用任何饮食，不必忌口。只是在急性期或急性发作、关节红肿灼热时，不宜进辛辣刺激的食物；久病脾胃虚寒者，少食生冷瓜果及虾、蟹、笋之类。一旦病情稳定，忌口即可放宽。若患者吃了某种食物后觉得疼痛加重或过敏则应不再食用;食用膏粱厚味的食物之后,感到胃中饱胀者,则宜适当清淡饮食。

2. 药食调治

无论食补还是药补,对风湿性关节炎患者都是有益的,但必须根据病情及脾胃运化功能的强弱来进行。如牛奶、豆浆、麦乳精、巧克力虽是营养佳品,但体内有湿热或舌苔黏腻者,多食反而腹胀不适,不思饮食;人参、白木耳、阿胶虽能补气养血,但脾胃不和或湿热内蕴者服之反而壅气助湿,非但不能祛病,反添病痛。中医学认为,医食同源,食物也具有性味,有些食物同时也是药物,用之得当,可以防病治病。清代医家王孟英说:“食疗药极简易,性最平和,味不恶劣,易办易服。”故在疾病的防治中饮食疗法是一种简便易行又行之有效的方法。

风湿性关节炎患者在配制药膳时,应遵循中医辨证论治的基本原则,采用虚者补之、实者泻之、寒者热之、热者寒之等法则。配膳时要根据“证”的阴阳、虚实、寒热,分别给予不同的药膳配方。

(1) 木瓜汤

原料:木瓜 4 个,白蜜适量。

制作:将木瓜蒸熟去皮,研烂如泥,白蜜适量炼净。将两物调匀,放入净瓷器内盛之。每日晨起用开水冲调 1～2 匙饮用。

功效:通痹止痛。

(2) 木瓜粥

原料:木瓜 10 克,薏苡仁 30,粳米 30 克。

制作:木瓜与薏米、粳米一起放入锅内,加冷水适量,武火煲沸后文火炖,待薏苡仁酥烂即可食用。喜甜食者可加入白糖 1 匙,宜每日或间日食用。

功效:祛湿消肿,解热镇痛。

(3) 胡椒根煲老母鸡

原料：胡椒根60克(鲜品90克)，老母鸡1只(500～750克)，红枣6个。

制作：先将老母鸡剖杀，去毛及内脏，洗净血污，切成粗块备用；胡椒根洗净沙泥，切成小段备用；红枣洗净去核。将老母鸡肉、胡椒根、红枣肉同放进砂锅内，加进适量清水，用武火煮开后，再用中火煲1小时30分钟，然后用食盐调味，待温分次饮汤吃鸡肉、红枣。

功效：滋补气血，温散寒湿。

(4) 黄芪蛇肉汤

原料：活蛇1条(肉250克)，黄芪30克，当归9克，生薏米60克，红枣5个。

制作：取活蛇剖杀，去头及蛇皮、内脏，洗净血污，斩成小段备用；黄芪洗净，切成小段；当归、生薏米洗净杂质，当归切成薄片；红枣洗净去核。将5物同放砂锅内，加适量清水，先用武火煮开后，改用文火煮汤约90分钟。调味后待温，饮汤吃蛇肉。

功效：补气活血，祛湿逐痹。

(5) 老桑枝煲母鸡汤

制作：每次可用老桑枝60克(鲜品120克)，母鸡1只(约500克)，食盐少量。制作时，先将母鸡剖杀，去毛及内脏，洗净血污，斩成粗块备用。然后将母鸡肉、老桑枝同放入砂锅内，加适量清水，用中火煲汤。汤成后用盐调味，待温分2次饮汤吃鸡肉。

功效：益精髓，祛风湿，利关节。

3. 药酒疗法

(1) 内服药方

白术、杜仲、仙灵脾各12克，全蝎、秦艽、防风、川乌、草乌、木瓜、牛膝、当归、川芎、金银花、麻黄、乌梅各9克，蜈蚣3条，白酒250毫升，红糖250克。

制法：将药、酒共致陶罐内，布封口，泥糊紧，文火煎 2 小时后，埋地下或放进井水中，去火毒，一昼夜后滤渣取液备用。

用法：每饭后服 35 毫升，每日 3 次，10 日为 1 个疗程。

（2）外用处方

大血藤、络石藤、青风藤各 30 克，木瓜、没药各 15 克，牛膝、木防己、丹皮、乳香、田七各 12 克，桃仁、桑枝各 6 克，白酒 500 毫升。

用法：用上药浸酒内 1 周后用棉花沾药酒涂擦患处，每日 3～5次。

4. 心理调护

人们常说疾病应该“三分治七分养”，这是很有道理的，一个良好的心态可以影响到疾病的治疗时间，甚至治疗结果。患者要在日常保持积极平和的心态，这对顺利康复是非常有益的。风湿病是一种慢性病，患者要坚持治疗，不要因起效慢或病情反复等而丧失信心，要多参加各种文体活动，如文化娱乐活动、康复体操等，增强信心，消除疑虑，保持乐观心态。良好的心理调护，能及时解除患者的思想包袱，消除和预防各种不良心态，为药物治疗手段实施保驾护航，起到药物无法达到的作用。现有的风湿性关节炎治疗方法复杂多样，若运用得当，大部分患者还是能够获得长期缓解、控制以至治愈的。

5. 外治疗法

（1）按摩疗法

按摩疗法是一种安全有效的治疗方法。目的在于补肾健骨、舒筋活络、健脾祛湿、疏风定痛，以促进患者受累关节功能的恢复和全身状况的改善，为进一步治疗打下基础。按摩治疗应注意：①切忌粗疏大意、手法粗暴；②做到有的放矢，不盲目下手；③切忌急于求成，避免因手法不当而使关节受损或发生病理性骨折。全身状况差的或严重风湿活动期，有明显血管炎的患者应禁忌按摩治疗，以免病情恶化。

(2) 针灸疗法

风湿性关节炎治宜祛风通络、温经散寒、调和气血。采用分部分经,局部近取与循经远取相结合法。急性发作可单用针刺法或在局部红肿处针刺少量出血,病变日久,成为湿痹、寒痹者可同时配合灸法、拔罐法或加以电针刺激。

1) 局部取穴

膝关节:内外膝眼、梁丘、血海、鹤顶、足三里、阴陵泉、阳陵泉。

踝关节:解溪、丘墟、太溪、昆仑、阳交、交信。

肩关节:肩髃、肩髎、肩贞、中渚。

腕关节:外关、阳溪、阳池、腕骨、大陵、手三里。

肘关节:曲池、天井、小海、合谷、手三里。

2) 远处配穴

行痹:加风门,膈俞。

热痹:加大椎、曲池、合谷。

寒湿痹:加关元、脾俞、中脘。

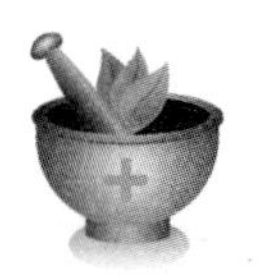

第七章 类风湿关节炎

【疾病概况】

类风湿关节炎(rheumatoid arthritis, RA)是一种广泛且顽固的慢性疾病,病况轻微时仅有局部关节僵硬疼痛,严重时则引起全身的关节肿胀疼痛及损坏,甚至造成残疾。中年妇女比较容易发病,但是任何年龄都有发病可能。

类风湿关节炎是一种病因尚未明了的慢性全身性炎症性疾病。一般说来,受凉、潮湿、劳累、精神创伤、营养不良、外伤等,常为本病的诱发因素。

古代医家所称的"白虎历节"、"痛风"、"痹证"等都类似该病。中医认为多由风寒湿邪气乘虚侵入人体,或体质素有蕴热,外受风寒湿邪后郁久化热,留滞经络,闭塞不通而成,若日久不愈,肝肾亏损,筋骨失于濡养,可致关节畸形僵硬。

类风湿关节炎的临床表现主要在关节,发病一般呈隐袭性,先有乏力、纳差、低热、手足麻木等前驱症状。随后出现单一或多个关节肿痛,侵犯最多的是小关节。几乎所有类风湿关节炎患者都累及手和腕关节,早期为手靠近手掌的近端指间关节梭形肿胀,掌指关节或腕关节的僵硬、肿胀和疼痛。晚期形成手的尺侧偏移及手指的"鹅颈样"或"纽扣花"样畸形,这是类风湿关节炎的特征性表现。

类风湿关节炎有活动期与缓解期之分。活动期以外邪为主，风寒湿相搏于肌肉关节之间，使身体痛烦，可伴有发热、恶寒、头痛等症。若病初起，不及时用疏风、祛寒湿之品，每多酿成慢性疾患。故早期应祛风散寒、解表除湿、宣痹止痛、祛邪为主，兼顾扶正，以邪尽为务。祛邪能保存正气，从而达到治疗的目的。缓解期邪实之象不明显，但由于患者素体肝肾不足或气血阴阳虚弱，留滞筋骨关节未尽之邪易于深入，转为痼疾，或邪气潜伏深处，一遇外邪，两者相合发病而致病情复发。

【养生指导】

类风湿关节炎的养生指导原则：减少各种诱发因素，加强锻炼，预防感冒，并注意不要久居风、寒、潮湿之地，保持情志舒畅。发病后应祛外邪、化痰瘀、扶正气，尽早治疗，规范治疗，避免并发症及减少病情活动，防止关节变形。

一、发病前预防

1. 加强锻炼，增强身体素质

经常参加体育锻炼或各种力所能及的劳动，如保健体操、气功、太极拳、广播体操、散步等。一般来说，凡是能坚持体育锻炼的人，身体比较强壮，抗病能力强，很少患病，抗御风寒湿邪侵袭的能力比没有经过体育锻炼者强得多。《内经》说过的“正气存内，邪不可干”、“邪之所凑，其气必虚”，正是这个道理。

2. 避免受风、受潮、受寒

大部分患者发病前或疾病复发前都有受凉、受潮等病史，提示这些因素在本病的发生、发展过程中起着重要作用。春寒料峭，雨水较多，是“百病好发”之际，也是类风湿关节炎的好发季节，要防止受寒、淋雨和受潮，关节处要注意保暖，不穿湿衣、湿鞋、湿袜等。夏季炎热，不要贪凉，空调不能直吹患病关节，秋冬来临，天气逐渐变冷，更要防止风寒侵袭，注意保暖。

3. 注意劳逸结合

劳逸结合，即活动与休息要适度。过于疲劳，人的免疫力也会随之下降，容易引发一些疾病。

4. 保持精神愉快

疾病的发生、发展与人的精神活动状态有密切的关系。保持精神愉快也是预防类风湿关节炎加重的一个方面，遇事不可过于激动或长期闷闷不乐。要善于节制不良情绪，心胸开阔，生活愉快，进而使身体健康，记住“正气存内，邪不可干”。保持正常愉悦的心理状态，对维持机体的正常免疫是重要的。

5. 预防和控制感染

实验研究表明，细菌或病毒的感染可能是诱发类风湿关节炎的因素之一，临床发现有些类风湿关节炎患者往往在患了扁桃体炎、咽喉炎、鼻窦炎、慢性胆囊炎、龋齿等感染性疾病之后发病或病情复发加重。所以，预防感染和控制体内的感染病灶也是重要的。

二、发病后养护

1. 食物忌口

一般说来，类风湿关节炎没有特别的饮食禁忌，如果过去吃过某些食物曾明显诱发或加重关节病变的，应该“忌口”。饮食要丰富多样，才能保证营养全面、合理。类风湿关节炎是慢性病，患者处在较长时间的疾病折磨中，由于疼痛难忍造成睡眠不足，进而影响食欲。因此，平时应当注意改善患者的营养摄入，促进患者的食欲。多吃富含优质蛋白质、维生素和矿物质的食物，还应注意菜肴的色、香、味。当然，趋于肥胖的患者，要适当限制高能量食物的摄入。

据报道，加重类风湿关节炎症状的食物大致有以下 3 类，应结合个人情况注意忌口。

1）高脂肪类食物　脂肪在体内氧化过程中，能产生酮体，而过多的酮体，对关节有较强的刺激作用，故患者不宜多吃高脂肪类食物，如全脂牛奶、肥肉等，炒菜、烧汤也宜少放油。

2）过酸、过咸类食物　如花生、白酒、白糖以及鸡、鸭、鱼、肉、蛋等酸性食物摄入过多，超过体内正常的酸碱度值，则会使体内酸碱度值一过性偏离，使乳酸分泌增多，且消耗体内一定量的钙、镁等离子，而加重症状。同样，若吃过咸的食物，如咸菜、咸蛋、咸鱼等，会使体内钠离子增多，而加重患者的症状。

3）海产类　如海鱼、海虾等，因其中含有较多嘌呤，被人体吸收后能在关节中形成尿酸盐结晶，加重关节症状。

2. 药食调治

（1）根据不同疾病类型选用不同食品

中医学将类风湿关节炎归为痹证，并分为风痹、寒痹、湿痹、热痹4型。根据不同的类型选用不同食品。一般而言，关节疼痛游走不定的风痹宜用辛散类食品；关节剧痛得暖好转的寒痹宜用温热类食品；关节疼痛重着的湿痹宜用祛湿类食品；关节疼痛局部红肿发热的热痹宜用清凉类食品。蛇类、虫类等活血通络祛风止痛的食品，既可做菜，又可泡酒后饮用，以缓解局部的红肿热痛症状，还可起到防止病变向其他关节走窜的作用，因此是祛风通络作用较好的食物。

（2）选用中成药

中成药选用方面，关节红肿疼痛可服用湿热痹冲剂，关节冷痛肿胀者可用寒湿痹冲剂；而益肾蠲痹丸具有温补肾阳、通络止痛之功效，可用于肾阳不足、瘀血阻络的患者。

（3）推荐食疗方

类风湿关节炎患者在治疗用药的同时，配合饮食疗法，有相得益彰之功，其他关节疼痛肿胀者也可参照。推荐食疗方如下。

1）生姜鸡　用刚刚开叫的公鸡1只，生姜100～250克，切成小块，在锅中爆炒焖熟，不放油盐。会饮酒者可放少量酒，1

日内吃完，可隔 1 周或半个月吃 1 次。用于关节冷痛、喜暖怕寒者。

2）鹿茸鸡　以当年的公鸡 1 只，鹿茸 3～6 克，在锅内焖熟，不放油盐。吃肉喝汤，2 日吃完。可根据情况每隔 7～14 日吃 1 次。夏天及关节红肿疼痛者勿用。

3）赤小豆粥　赤小豆 30 克，白米 15 克，白糖适量。先煮赤小豆至熟，再加入白米做粥加糖，能除湿热。

4）苡米粥　苡米 30 克，淀粉少许，砂糖、桂花适量。先煮苡米，米烂熟放入淀粉少许，再加砂糖、桂花。作早餐用，能清利湿热，健脾除痹。

5）葱白粥　煮米做粥，临熟加入葱白，不拘时食，食后覆被微汗，能解表散寒。

6）生姜粥　粳米 50 克，生姜 5 片，连须葱数根、米醋适量。用砂锅煮米做粥，生姜捣烂与米同煮，粥将熟加葱、醋。食后覆被出汗，能解表散寒。

7）川乌粥　生川乌头 3～5 克，粳米 30 克，姜汁 10 滴，蜂蜜适量。将乌头捣碎研为极细末，粳米煮粥，沸后加入川乌头末改文火慢煎，熟后加入生姜汁及蜂蜜搅匀，稍煮一二沸即可。宜温服。患者病变关节红肿热痛或同时有发热症状及孕妇忌服。本方不可与半夏、瓜蒌、贝母、白及、白蔹等中药同服。此粥能祛寒止痛。

8）猪脚伸筋汤　苡米、木瓜、伸筋草、千年健各 60 克，用纱布包好，与猪脚 1～2 只，放于锅内，文火煨烂，去渣，不放盐。喝汤吃肉，分两餐食用。能祛风湿、补肝肾。

（4）药酒治疗

酒性辛温走窜，有祛风散寒、舒筋活血的作用。用酒将治疗风寒湿痹的有效中药进行炮制，则药力借酒力通达四肢关节，使气血行而风湿除，筋骨强而痹病愈。长期饮用对治疗慢性类风湿关节炎有一定疗效。常用的有虎骨酒、史国公药酒治疗风湿痹痛兼有肝肾亏虚；冯了性药酒治疗痹证之寒湿偏重者；三蛇酒治疗风痹肌肤不仁；丁公藤风湿药酒治疗瘀血痹痛；五加皮酒治疗痹证而有中气不足者。此外还有虎骨木瓜酒、虎骨追风酒、豹骨木瓜酒、参茸虎骨酒、蕲蛇药酒等。也可用威灵仙、牛膝、杜仲、木瓜、桑枝、党参、黄芪、当归、白芍等中药1～3味，加入酒中浸泡，制成药酒。每次10～15毫升，每日2次。常用药酒配方如下。

1）三蛇酒

组成：乌梢蛇1 500克，大白花蛇200克，蝮蛇100克，生地500克，冰糖5 000克，白酒100千克。

制作：将3种蛇剁去头，用酒洗润切成短节干燥，冰糖加热熔化待用。将白酒装入酒坛。三蛇、生地直接倒入酒中，加盖密闭，每日搅拌1次，10～15日开坛过滤，加入冰糖即可。

功效：除风祛湿，温经散寒，通络止痛。

主治：风寒湿痹。

用法：每次5毫升，每日3次。

2）除湿酒

组成：虎骨（豹骨代）、防己、云苓、杜仲、松节、秦艽、狗脊、茄根各12克，续断、伸筋草各9克，独活、蚕矢各6克，木瓜、枸杞、苍耳子、豨莶草各12克，桑枝15克，牛膝12克。

制作：将上药浸于粮酒2 500克中，过5日即成。

功效：除风散寒，祛湿通络。

主治：风寒湿痹证。

用法：口服，每次10毫升，每日1次。

3）虎骨木瓜酒

组成：制虎骨（豹骨代）、当归、川芎、续断、五加皮、川牛膝、天麻、红花、白茄根各50克，桑枝200克，秦艽、防风各25克，木瓜150克。

制作：上药共研粗末，以绢包扎，浸入好高粱酒10千克中，浸至7日，滤去渣，澄清后加冰糖1千克。

功效:散寒除风,祛湿通络,活瘀止痛。

主治:风寒湿痹证。

用法:随量饮用。

4) 木瓜牛膝酒

组成:木瓜 120 克,牛膝 60 克,桑寄生 60 克。

制作:将上药浸入大曲酒 500 毫升中 7 天。

功效:活血化瘀,通络止痛。

主治:风湿性关节炎属瘀血痹阻者。

用法:每服 10 毫升,每日 2 次。

服用药酒注意阴虚有热或外感风热或风湿热痹以及高血压、孕妇等均应禁服。还应注意药酒内不要兑入其他酒类或就果菜饮用。除内服外,史国公药酒、虎骨酒、木瓜酒等还可擦患部,或加点穴按摩,或加用小木棒叩击,亦有一定疗效。

3. 心理调护

类风湿关节炎只要积极正规持久的治疗,是可以避免疾病反复发作和缓解症状的。许多患者或因疾病反复发作,或因担心某些药物的不良反应而产生焦虑与抑郁,从而影响患者的治疗和康复,所以家属及医护人员,应给予关心体贴和心理安慰,并做好打持久战的心理准备,使患者消除对疾病的恐惧,正视疾病的现实。只要保持心情愉快和情绪稳定,避免各种诱发因素,配合正规长久的治疗,大部分患者关节症状可以稳定。

4. 掌握基本康复功能

类风湿关节炎反复关节疼痛,若未及时控制,可出现关节运动障碍及畸形。康复治疗是预防功能衰退,维持和恢复生活及工作能力的一个极好的方法。疾病缓解后,患者每日定期赴医院康复科或学会方法后在家做功能恢复锻炼,如转颈、握拳、挺胸、伸腰、摆腿、摇动关节等动作,卧床的患者可进行膝关节的伸屈交替活动。锻炼的次数和时间据病情而定,切勿过度疲劳。尽量保持关节功能,防止关节畸形和肌肉萎缩。

5. 类风湿关节炎外治

适宜类风湿关节炎的外治方法有多种，如熏洗疗法、针灸疗法等。熏洗疗法尤其适合双手、双足，熏洗的药物可以是风湿专科医师处方的内服药物第三煎，或者用专用的外洗方。熏洗疗法是将中药煎煮后，乘热对患部熏蒸或浸泡，使药性从毛孔直入病所。有祛风散寒、舒筋活络的作用。主要用于治疗风寒湿痹。以下介绍几种常用的外洗方：

1）海桐皮、桂枝、海风藤、路路通、宽筋藤、两面针各 30 克，水煎，15 分钟后用药汁熏洗病变局部，每日 1 次，每次 20 分钟，连续使用 1 个月。

2）制川、草乌各 20 克，白芷 50 克，羌活、独活各 50 克，细辛 10 克，川芎、桂枝各 30 克，威灵仙、伸筋草、透骨草各 60 克，水煎后用药汁熏洗患处，每日 2～3 次，每次 15 分钟，5～10 天为 1 个疗程。

3）艾叶、红花各 9 克，透骨草 30 克，花椒 6 克，水煎，用药汁熏洗患处，每日 1～2 次。

4）土鳖虫 12 克，苏木 30 克，大戟 6 克，寻骨风 20 克，水煎，用药汁熏洗患处，每日 1～2 次。

5）桑枝、柳枝、榆枝、桃枝各 70 厘米，熬水熏洗患处，每日 2～3次。

6）透骨草、追地风、千年健各 30 克，熬水熏洗患处，每日 2 次。

6. 针灸治疗

针灸有助缓解类风湿关节炎症状，可选择以下穴位。

（1）主穴

大椎、身柱、神道、至阳、筋缩、脾俞、肾俞、委中、足三里、太溪。

（2）配穴

1）上肢：肩髎、曲池、阳溪、阳池、阳谷、八邪。

2）下肢：膝跟、腰阳关、阳陵泉、足三里、昆仑、解溪、八风。

3）颈项：C_1～C_7 夹脊。

4）颞颌关节：上关、下关。

患者在具有发热、关节肿痛的急性期时卧床休息。类风湿关节炎为较难治疾病，在针灸治疗同时需配合药物治疗。针灸对于减轻本病的关节疼痛、肿胀等效果较为显著，但对疾病后期骨关节僵硬、畸形等效果较差。

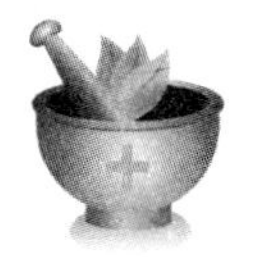

第八章
硬 皮 病

【疾病概况】

硬皮病是一种以皮肤硬化为特征的结缔组织疾病，不但危害患者皮肤，甚至可累及心、肺、肾、消化道等内脏器官。本病患者以女性较多，发病年龄以20～50岁多见。

本病病因尚不清楚，可能与遗传、某些化学物品和药品、免疫异常、细胞因子、血管异常等有关。目前多数认为本病可能是在一定遗传背景基础上再加持久的慢性感染而导致的一种自身免疫性疾病。

本病起病隐袭，常先有雷诺现象，寒冷或情绪紧张诱发血管痉挛，引起手指发白或发绀发作，通常累及双侧手指，有时是足趾。可出现手指肿胀僵硬或关节痛、关节炎。皮肤病变一般先见于双侧手指及面部，然后向躯干蔓延，皮肤可增厚变硬如皮革，紧贴于皮下组织，不能提起，呈蜡样光泽。最后皮肤光滑而细薄，紧贴于皮下骨面，皮纹消失，毛发脱落，面部皮肤受损造成正常面纹消失使面容刻板，张口困难。

硬皮病在中医学中没有相应的病名，由于其症见关节僵硬、酸痛，早期皮肤变硬如皮革，晚期皮肤萎缩可薄如羊皮，肢端发绀，同时可伴见咳嗽、喘满等，一般将其归为中医学“痹证”、“皮痹”、“血痹”、“皮萎”、“肺痹”等范畴。其发病当责之于内为禀赋不足、脾肾阳虚，外为寒湿之邪由肌肤侵入，重伤与阻遏肌肤卫

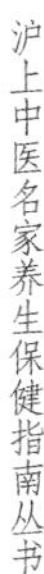

外之阳气。随病情发展与病情延长，由表入里致脏腑功能紊乱，痰浊与瘀血互结。

【养生指导】

硬皮病的养生指导原则：树立战胜疾病的信心，生活规律，避免过度紧张、各种刺激和吸烟，避免使用麦角碱及肾上腺素等药物。防止手外伤，避免诱发或加重血管收缩的因素。注意手保暖及适度的指趾活动，经常使用凡士林、抗生素软膏和尿素脂等外用药保护皮肤。注意劳逸结合，增加营养，摄入高蛋白、高能量饮食。

一、发病前预防

1. 注意保暖，避免受寒

秋冬季节，气温变化剧烈，及时增添保暖设施，尽量避免暴露于寒冷空气中或接触冷水及冷的物体，特别是冬季外出或开冰箱取物时可用手套，少食冰冷食物。夏季天气变化无常，有时炎热，有时冰凉，尤其在雨后，也要及时增减衣物，避免电扇直吹或空调温度设的太低，贪图凉快、舒适，导致感冒、免疫力低下，诱发病情活动。

2. 避免各种损伤

防止外伤，注意保护受损皮肤，即使较小的外伤，都要引起足够的重视，因为轻微损伤容易引起指尖溃疡或其他营养性病变。

3. 戒烟，慎用药

戒烟对硬皮病雷诺症的预防非常重要，因吸烟会引起皮肤血管收缩，诱发或加重病情。避免使用麦角碱和肾上腺素等药物诱发或加重血管收缩。

4. 调节饮食，改善营养状况

系统性硬皮病的患者应高蛋白、高纤维化饮食，易消化且营养丰富的饮食。多食新鲜水果、蔬菜，忌刺激性强的食物，禁浓茶。对张口困难者，予勤漱口，保持口腔清洁，防止继发感染。吞咽不畅的患者，宜给予半流质或糊状易消化的食物，进食速度宜慢，且要细嚼慢咽，以免发生呛咳造成窒息。对于吞咽困难者，必要时鼻饲。患者宜少食多餐，吃饭时细嚼慢咽，卧床患者用餐时及餐后抬高床头30°，预防食物反流。

5. 注意生活规律性，保证睡眠时间

硬皮病患者需要充足的休息时间，不能过度疲劳，工作家务要量力而行，保证足够的睡眠和好的睡眠质量。寝前避免吃得太多、太晚，晚餐应吃得少一点、清淡一点，患者在睡觉之前不可做过多的剧烈运动，否则容易导致精神绷紧，极度兴奋，躺下后难以入眠，反而不利于自己的健康。

6. 心情舒畅，避免精神紧张

硬皮病患者要避免精神紧张，学会适当的放松和减轻压力，保持愉快乐观的情绪。经常给予患者安慰和鼓励，消除其精神痛苦及悲观、失望情绪，使之有信心配合治疗。

二、发病后养护

1. 食物忌口

1）忌辛辣刺激性食品　如辣椒、胡椒等。硬皮病是一种累及心、肺、肾、消化道等内脏器官的结缔组织病，中晚期患者可出现消化道黏膜硬化，吞咽困难。而辛辣的食品容易刺激人的消化道功能，损伤黏膜，加速硬化。

2）少食寒凉食品　如凉皮、凉面等。硬皮病患者多是在脾肾阳虚的基础上感邪发病，且寒性收引，寒邪易凝滞经脉，气血不畅更易加速硬化，故其饮食应注意温补，不宜吃寒凉食物。

3）少食凉性蔬菜及水果　蔬菜中如冬瓜、黄瓜等，水果中如菠萝、西瓜等。这些凉性蔬果虽然含维生素较多，但因为硬皮病患者多是在脾肾阳虚的基础上感邪发病，其饮食应注意温补，不宜吃凉性蔬菜。

4）避免不易消化的食品　硬皮病累及食管，食管蠕动变慢，有些硬皮病患者对固体食物咽下困难，饮食不慎亦常打呛，多为间歇性，平卧位加重伴胸骨后疼痛，故应避免吃不消化食品，如高脂类、糯米类。

5）不宜浓茶、浓咖啡　硬皮病会累及人的心、脑等器官，浓茶、浓咖啡会刺激患者的脑神经，也不助于睡眠，所以不宜喝浓茶、浓咖啡。

6）不宜盐腌、烟熏和碳烤的食物　这类食品含盐量比较高，且不易消化，硬皮病患者多数消化系统功能不好，所以不宜吃这类食品。

7）禁酒　硬皮病是累及肾胃肺等内脏器官的一种结缔组织病。酒会刺激人的神经，伤害人的脾肾等内脏器官，所以硬皮病患者应禁酒。

2. 食物调治

饮食对于硬皮病的治疗是非常有帮助的。而硬皮病的发病原因主要是热、虚、寒、实4个方面，所以一定要遵守“热者寒之、寒者热之、实者泄之、虚者补之”的治疗原则。

如是局限性硬皮病，皮肤病变面积无扩大，病情稳定者，皮肤病变在硬化、萎缩期者，可适当进食温性食物；辨证为湿热瘀阻者，症见皮肤红肿、皮温较高，病变皮肤面积加大，病情发展，皮肤病变在初期或肿胀期者，则不宜进食温性食品，尤其不能进食辣椒、韭菜、酒、羊肉、狗肉等，可以适当进食寒凉性食物。另外，皮肤硬化严重的硬皮病患者，还可适当进食咸味食物，如海带、紫菜、牡蛎、盐等。中医理论认为咸味食品有软坚散结的作用，可以促进皮肤软化；皮肤肿胀明显者，可以适当多进食山药、薏米、白扁豆、小麦、冬瓜、白茅根等具有健脾化湿、利水作用的食品；百合具有润肺止咳、清心安神功效，现代药理研究证明，其有抑制胶原纤维硬化增生作用，所有硬皮病患者均可服用。

以下几则食疗验方配合药物治疗，相得益彰，不妨一试。

1）虫草鸡汤

原料：冬虫夏草 15～20 克，龙眼肉 10 克，大枣 15 克，鸡 1 只。

制作：将鸡宰好洗净、除内脏，大枣去核与冬虫夏草和龙眼肉，一起放进瓦锅内，加水适量，文火煮约 3 小时，调味后食用。

功效：补脾益肾，养肺安神。

2）田鸡油炖冰糖

原料：田鸡油 5 克，冰糖适量。

制作：放入锅内，加水适量，炖烂即可食用。

功效：补肾益精。

3）枸杞甲鱼汤

原料：甲鱼 1 只，枸杞 60 克。

制作：将甲鱼除去肠脏及头，洗净，放在锅内，加入枸杞，添足清水，用文火慢慢煨熟，添下调味佐料，食甲鱼肉。

功效：滋阴潜阳，补虚扶正。

4）独活乌豆汤

原料：独活 9～12 克，乌豆 60 克，米酒适量。

制作：将乌豆泡软，与独活同置瓦锅中，加水约 2 000 毫升，文火煎至 500 毫升，去渣，取汁，兑入米酒，一日内分 2 次温服。

功效：祛风除湿，散寒止痛。

5）活血通络狗肉汤

原料：附子 30 克，桂皮 30 克，八角茴香 10 克，生姜 150 克，狗肉 1 500 克。

制作：将狗肉洗净切块，放入姜、桂皮、茴香、附子及适量黄酒、精盐，加清水用文火炖 2 小时。

功效：温阳散寒，活血通络。

3. 心理调护

硬皮病并非一般的普通病症，而是“疑难杂症”，不是服用几贴药就会康复的，它需要较长的治疗时间。所以，每一位患者必须有坚定的信心和顽强的毅力，认真配合医生的治疗。硬皮病是治疗反应较差的病种之一，具有长期性、反复性、预后及疗效不确定性等特点，可影响日常生活，使容貌改变，病情迁延难愈，但也不是“不治之症”，不要消极、悲观。应树立战胜疾病的信心，接受治疗及护理，坚持服药。

4. 外治疗法

硬皮病以内治为主，辅以中药外治。局限性硬皮病也可单用外治，尤其是中药洗渍可获良效。

(1) 外洗方

1) 威灵仙 60 克，蜀羊泉、石菖蒲各 30 克，羌活、独活、艾叶、千年健各 20 克，红花 15 克，食醋 500 克，加水约 2 500 克，混合煮沸后倾倒于盆内。将患部置于其上，外盖毛巾熏蒸。待药液不烫时，用毛巾蘸其擦洗患部，至药液冷却为止。每日进行 1～2次。药液可反复使用 7～8 次。

2) 透骨草 12 克，石菖蒲、制川乌、草乌各 9 克，祁艾、伸筋草、生甘草各 15 克。水煎后待温淋洗或沐浴患处，每日 1～2 次。

3) 制草乌、川椒、艾叶、桂枝各 15 克，水煎熏洗患处。

4) 伸筋草、艾叶、桑枝各 30 克，透骨草、刘寄奴、官桂、穿山甲各 15 克，草红花、苏木各 9 克。上药碾碎装纱布袋内，用桑枝架锅上蒸，蒸后热重患处或水煎后熏洗患处。

(2) 推拿疗法

手法采用按、压、摩、推、点拨、滚等法。取穴位以手太阴肺经及足太阳膀胱经为主，选中府、列缺、经渠、风池、心俞、肺俞、脾俞、肾俞、缺盆、足三里等穴，并根据不同症状辨证加减。每日 1 次，60 次为 1 个疗程，一般 1～2 个疗程后可见效。手法强度宜偏重些，以患者能够耐受为度，但必须柔中有刚，刚柔相济。

(3) 针灸疗法

取大椎、肾俞、命门、脾俞、气海、血海、膈俞、肺俞等穴，以补法为主，并可施艾灸。

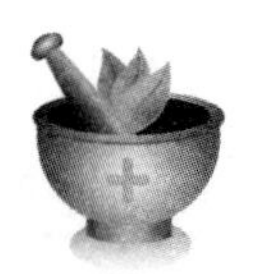

第九章
干燥综合征

【疾病概况】

干燥综合征(sjogren syndrome, SS)是一个主要累及外分泌腺体的慢性炎症性自身免疫性疾病。临床可见因唾液腺、泪腺等外分泌腺损伤而出现口干、眼干、鼻干、皮肤干等表现,部分患者还可出现腺体外的脏器损伤,如间质性肺炎、肾小管损伤、粒细胞减少等并发症,并且消化道、肌肉、关节、血管等均可能被累及,造成多种多样的临床表现。本病单独发生者称为原发性干燥综合征,继发于另一诊断明确的结缔组织病(如类风湿关节炎、系统性红斑狼疮等)者则称为继发性干燥综合征。

干燥综合征属全球性疾病,国内调查证实人群患病率为0.77%～0.29%,尤其多见于女性(90%),发病年龄高峰在40～50岁,男女性之比为1∶(9～20)。病因及发病机制迄今未明,一般认为与遗传、免疫、病毒感染有关。

干燥综合征在中医学文献中无相似病名的记载,但其复杂的临床表现在许多古典医籍中有类似的描述,如"燥证"、"燥毒"、"虚劳"等。本病起病隐袭,病因多端,既有内因致病,又有外邪侵犯,具有病程长、病情复杂多变、治疗不易速效之特点,可涉及肺、脾、胃、肝、肾等多个脏腑功能失调。本病口眼干燥的症状,不仅因津液亏损,失却濡润而成,还可因气虚不能化津或瘀血阻络,以致津液敷布障碍而致。故中医认为本病以阴虚津亏为本，气虚为其所累，瘀、痹、燥、毒为其标象，基本病机是以虚、瘀、痹、燥为特点，可累及五脏六腑、气血津液，以致病情缠绵难愈，复杂多变。

本病预后较好，无内脏损害者经恰当治疗后大多可以控制病情达到缓解，但停止治疗又可反复。内脏损害中出现进行性肺纤维化、中枢神经病变、肾小球受损伴肾功能不全、恶性淋巴瘤者预后较差，其余有系统损害者经恰当治疗大部分都能使病情缓解甚至恢复日常生活和工作。

【养生指导】

中医学认为干燥综合征是一个以阴津亏虚、脾气不足为本，燥毒瘀血为标的病证。养生指导原则：注意对肺、脾、胃、肝、肾等脏腑气阴精血的调摄，避免辛辣、燥热等刺激因素诱发或加重病情活动，未病之时，益气养阴，舒畅情志，注意生活起居；发病后当积极中西医结合治疗，配合中医调摄，防止并发症并减少复发的次数。

一、发病前预防

平时易有口干、眼干、皮肤干燥者，除积极赴专科医院进行检查判断是否患有干燥综合征外，对于已出现的局部干燥症状在平时生活中注意调摄防护，避免因饮食不节、劳累过度而进一步加重病情或发展为干燥综合征。对已明确诊断为干燥综合征的患者，因本病是一种慢性病，病情容易反复，故在病情较为稳定时也应积极进行预防，通常从生活、饮食、起居等方面入手。

1. 生活调摄

1）注意调节情志　保持心情愉快，忌大怒、思虑过度、抑郁寡欢。

2）注意口腔卫生　口干、唾液少、龋齿和舌皲裂者要注意口腔卫生，防止口腔细菌繁殖，每日早晚至少刷牙 2 次，选用软毛牙刷为宜，三餐后用淡盐水含漱，勤漱口也有利于缓解口干症状，避免细菌残留引起感染。

3）保护眼睛　眼泪少使眼干涩，泪液冲洗细菌的功能下降，长期眼睛干燥或异物感，可引起角膜损伤，并易发生细菌感染、视力下降及其他眼病，注意防止眼干燥，可用人工泪液，并避免使用角膜接触镜（隐形眼镜）。平时要少用眼，不宜长时间待在空调房里。避免阳光刺激双眼，建议配戴茶色或灰色墨镜以保护双眼。

4）避免鼻腔干燥　用薄荷油滴鼻，或生理盐水冲洗鼻腔，不要长期待在空调房间或干燥的地方，必要时可间歇用湿毛巾捂鼻，注意不用呋麻类滴鼻液，以免长期收缩鼻腔黏膜造成鼻黏膜萎缩。

5）养成定时饮水的习惯　因干燥综合征易造成肾小管分泌功能下降导致反复尿路感染和泌尿道结石，故应经常饮水。应在两顿饭之间适量饮水，最好隔一个小时喝一杯。很多人往往在口渴时才想起喝水，而且往往是大口吞咽。喝水太快、太急会无形中把很多空气一起吞咽下去，容易引起打嗝或腹胀，因此最好先将水含在口中，再缓缓喝下，尤其是肠胃虚弱的人，喝水更应该一口一口慢慢喝。

2. 饮食调摄

1）平素多吃滋阴清热生津的瓜果绿叶蔬菜，包括丝瓜、西红柿、黄瓜、黄花菜、藕和山药等，避免进食辛辣、油炸、煎炒、过咸的食物。

2）多吃新鲜瓜果，如苹果、梨、雪梨果、猕猴桃等。它们都含有丰富的纤维素，经充分咀嚼慢慢下咽，因咀嚼的过程可以有效刺激唾液腺分泌。或者经常在口中含酸味水果，如山楂，也可使口干舌燥症状减轻（但有胃酸分泌过多的患者不宜采用此法）。

3）饮食上应避免进食辛热和温性食物，如羊肉、狗肉、鹿肉以及葱、姜、蒜、花椒等伤津助热的食物。

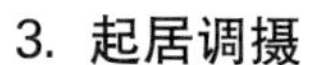

3. 起居调摄

1）避免长期在空调环境下生活工作，若无法避免，应定期用加湿器调节室内湿度。

2）秋、冬季避免频繁用过热的水洗澡，并尽可能使用刺激性少的浴液或温和的香皂。

二、发病后养护

因干燥综合征患者可先后或同时出现口干、眼干、皮肤干等症状，故分别从这几方面进行针对性养护。

1. 眼干燥为主

眼睛干燥是本病最常见的临床表现，常常出现眼睛异物感及烧灼感，或眼红、眼糊、眼前有异物幕状遮蔽感觉等。针对眼干可从以下几方面进行养护。

（1）生活起居调摄

1）嘱患者避免强光刺激，外出戴墨镜或遮阳伞。

2）坚持每日用生理盐水冲洗眼部以保持其湿润，必要时滴珍珠明目液、麝珠明目液等眼药水或人工泪液，减少看书、看报、看电视等活动，防止视疲劳。

3）眼部一旦发生感染，应及时抗感染并对症治疗。平时注意食疗调养，如经常饮菊花、银花、枸杞茶，对眼干燥的防治和病情的控制有很好的作用

（2）食疗茶饮

1）百合红枣粥

原料：百合 10 克，山药 15 克，薏苡仁 20 克，红枣（去核）10 个。

制作：将上述材料洗净，共同煮粥食用。

功效：百合养阴降火；山药健脾润肺；薏苡仁利湿健脾、清热排脓；红枣素有天然维生素丸之称，不仅富含维生素 C，而且含有大量的维生素 A。此粥不仅防治干眼效果好，而且还有助于

明目。

2）菊杞茶

原料：菊花6克，枸杞子6克

制作：上2味温开水冲茶，浸泡10分钟左右服用。

功效：《本草纲目》中记载菊花“性甘、味寒，具有散风热、平肝明目之功效”。现代药理分析表明，菊花里含有丰富的维生素A，是维护眼睛健康的重要物质。菊花茶能让人头脑清醒、双目明亮，特别对肝火旺、用眼过度导致的双眼干涩有较好的疗效。需要注意的是，菊花性凉，虚寒体质、平时怕冷、手脚发凉、易便溏者不宜经常饮用。

3）生核桃仁　每晚嚼食2个，可缓解症状。

功效：核桃仁富含脂肪油、维生素A、维生素B_1、维生素B_2、维生素C、维生素E等营养成分，有补肾固精、养肝明目的功效。

4）枸杞子　睡前嚼服15～20粒枸杞子，或将10～30克枸杞用水煎服，减轻目干涩症状。

功效：枸杞子养阴明目，能促进修复病变的角膜，提高机体抗病能力。

5）菠菜护眼汤

原料：猪肝60克，菠菜130克，食盐、香油各少许，清高汤1 000毫升。

制作：将4味中药材（补骨脂、谷精草、枸杞、川芎各15克）加水1 000毫升，浸约1小时后煎煮约20分钟，滤渣留汤备用。猪肝去筋膜洗净后切薄片，菠菜洗净后切成小段备用。先用少量油爆香葱花，加入中药汁、猪肝、菠菜，煮开后放入适量食盐，搅匀后起锅加入少许香油即可食用。

功效：补肝养血，明目润燥。常食可改善视力，并对小儿夜盲症、贫血症等，均有良好的补益作用。

6）决明子茶

原料：决明子10克，菊花5克，山楂15克。

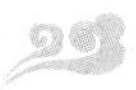

制作：决明子略捣碎后，加入菊花、山楂，以沸水冲洗，加盖焖约30分钟，即可饮用。

功效：决明子、菊花皆有清肝明目之功效，主治晕眩、目昏干涩、视力减退。

7）润泽明眸茶

原料：黄芪15克，丹参9克，当归9克，川芎9克，麦冬6克，合欢皮3克，柴胡3克，葛根3克，密蒙花3克，甘草5克。

制作：药材洗净后先加水盖过药材浸泡30分钟。之后再倒入2 000毫升的水，水滚后转文火煮20分钟即可。滤去药材，取汁于一天内慢慢喝完即可。

功效：黄芪补气，丹参活血，当归补血等，能加强眼部的气血循环，改善眼部干涩的状况。

8）菊花粥

原料：菊花50克。

制作：取菊花煎汤，再与粳米100克同煮粥，20分钟后即可。

功效：具有清暑热、散风热、清肝火、明眼目的作用，对风热感冒、心烦、咽燥、目赤肿痛等有一定效果。

（3）自我按摩

1）熨目法　黎明起床后，先将双手互相摩擦，待手搓热后用手掌熨贴双眼（闭着眼睛），反复3次以后，用示指、中指、无名指的指端轻轻地按压眼球，也可以旋转轻揉。不可持续太久，也不可用力压揉，20秒左右即可。这个方法一来可以通过按压眼睑，促进睑板腺分泌物的排出，保证泪膜的质量防干眼；二来可以促进眼部血液循环，消除眼疲劳。

2）按摩眼部穴位　可选用晴明、太阳、攒竹、鱼腰、丝竹空、四白等穴位进行局部按摩治疗。注意：一是穴位要准；二是一定要有适当的力度，局部要有酸沉感，否则效果不好。

3）耳穴按摩法　经常按摩耳穴，对防治干眼等眼疾也有较大帮助。方法是用拇指和示指拿捏耳垂(女性佩戴耳环的位置),轻轻地揉按即可,每次30下。

(4) 中药熏蒸

将霜桑叶15～20克洗净,水煎去渣,放凉后用干纱布浸药液敷病眼,治疗眼干、眼热、视物昏花,一般每日3次,2～3日见效。亦可以用霜桑叶煎水温洗,有润眼明目之功。

(5) 牛奶洗眼

将纱布折叠成小片,在牛奶中完全浸透,覆盖在眼皮上20～30分钟,能增强眼部肌肉活力,解除眼睛酸涩疲劳。

2. 口干燥为主

口腔唾液分泌减少,细菌生长,可导致口干、重度龋齿。

(1) 生活起居调摄

1) 对有口干的患者建议经常用液体湿润口腔,平时多食促进唾液分泌的食物,如乌梅、青橄榄、青津果。

2) 每日早晚用软毛牙刷刷牙、漱口,注意动作轻柔。经常到口腔科检查,防止或延迟龋齿的发生。有龋齿者要及时修补。

3) 忌烟酒、辛辣之物以减少物理因素的刺激。

4) 部分重症干燥综合征患者要做好口腔护理,注意预防口腔真菌感染的出现。继发口腔感染者可用一枝黄花液漱口,并取中药桔梗9克、甘草3克、芦根15克,将3味中药用沸水冲泡,代茶饮或漱口。

(2) 食疗偏方

1) 五汁饮　将梨、荸荠、山药、藕各100克洗净榨汁,加入30克蜂蜜。生饮、温饮皆可,每日服1次。糖尿病患者慎服。

功效:梨有清肺热、止咳喘、养肺阴的作用。荸荠有清热止渴、消食化痰等作用;生山药可生津益肺,可治疗虚热消渴、肾阴亏虚;藕可清烦热、止呕消渴;蜂蜜能补虚润燥、润肠通便。

2) 枸杞鸡蛋羹　将30克枸杞加入打好的鸡蛋里,上屉蒸,每日早晨食用。

功效:鸡蛋有温中散寒功能,枸杞有滋阴补血、益精明目的作用。此方连服15天,即可见效。

3)香油(芝麻油) 每日早上喝杯温开水,在里面滴上几滴香油,有助于补充夜间缺失的水分。晚上睡前将半汤匙香油缓缓咽下,咽下后别再漱口。

功效:香油不仅香味沁人心脾,而且爽口益肺,润肠通便,可保持口腔滑润不干。

4)茶饮法(即将中药煎煮当茶饮用)

枸杞麦冬甘草汤

原料:枸杞30克,麦冬10克,甘草3克。

制作:上3味一日水煎2次当茶饮用,日服2次。

功效:养阴润肺,生津止渴。

山楂乌梅饮

原料:山楂9克,乌梅3粒,百合9克,冰糖适量。

制作:将山楂、乌梅、百合放入锅中,加水用大火煮开后转中小火约5分钟后关火,焖5分钟即可饮用,此时加入冰糖即可,热饮或冷饮皆可。

功效:酸甘生津,开胃止渴。

麦冬玉竹饮

原料:麦冬、玉竹、生地各500克。

制作:上3味水煎浓缩,加冰糖收膏,每日数次,每次1匙,加开水作饮料,也是有效的食疗方。

功效:麦冬养肺胃之阴,玉竹清虚热,故能润泽五脏而解干涸。

5)西洋参含片 每晚睡觉前,口含西洋参含片2~3片,紧闭双唇,如果西洋参溶化了,可加服2片,直至第2天晨起。也可将西洋参含片嚼碎后或吞服,或吐掉,均可。对缓解夜间口干舌燥有较好疗效。

(3) 导引养护

为古代养生家经常用的方法,又称“赤龙搅海”。“赤龙”即舌头,“海”即口腔。“赤龙搅海”就是在不饮食的情况下,经常用舌头在口腔内搅动,通过刺激唾液腺分泌唾液,再徐徐咽下。不但可以缓解口干舌燥症状,还可达到健身防病、延年益寿的目的。

3. 皮肤干为主

中医认为“肺主皮毛”,皮肤的好坏被认为与肺脏的状况息息相关。肺功能正常时,可使皮肤滋润;肺燥时,皮肤则干燥,容易脱皮起屑。养护可从以下几方面入手。

(1) 生活调摄

1) 冬季洗澡不易过频,水温不宜过烫,每次洗澡一般不要超过 15 分钟。洗澡时尽可能使用浴液或温和的香皂。浴后应当在皮肤尚未完全干的情况下,在身体各部位涂上润肤品。这样做有助于将润肤成分渗入皮肤的上层。

2) 男性在冬季刮胡子时,最好不要用刮胡膏,可用洗发香波替代。

3) 在那些易发生干裂的身体部位,最好使用凡士林。凡士林与一般护肤品不一样的是,它可以“封住”皮肤,减少水分的蒸发,对于保护比较干燥的皮肤十分有效。

4) 在室内环境下,皮肤暴露于外的地方较户外要多,可使用加湿器缓解皮肤干燥。

(2) 食疗

1) 推荐经常食用的凉性食物

白木耳:有润肺、滋阴、养胃、益气的作用,无论肺气虚或肺阴虚者皆宜。

花生:补肺气又能润肺,适宜肺虚久咳之人。脾虚的人,适宜吃煮花生。

白果(银杏):能温肺益气,是一种止咳平喘的食品,有滋养、固肾、补肺之功。由于白果有小毒,要炒熟或煮熟后吃且量不宜多。

山药:既能补肺虚,又能健脾益肾。

胡桃仁:既能补肾,又能补肺,对肺肾两虚、久咳痰喘之人最适宜。

百合:有润肺止咳、清心安神、补中益气的功能。

梨:有清热解毒、润肺生津、止咳化痰等功效,可以生吃、榨汁、炖煮或熬膏。

2)食疗食谱

梨子粥

原料:梨2个。

制作:取梨洗净后连皮带核切碎,加粳米100克煮粥。

功效:生津润燥,清热化痰。

木耳粥

原料:白木耳5～10克,粳米100克,大枣3～5枚。

制作:将白木耳浸泡发胀,加入粳米、大枣同煮粥。

功效:滋阴润肺,养胃生津。

百合粥

原料:新鲜百合60克,粳米100克,冰糖适量。

制作:上3味同煮粥。

功效:清心润肺。

芝麻粥

原料:黑芝麻适量,粳米100克。

制作:将黑芝麻适量淘洗干净,晒干后炒熟研碎,每次取30克,同粳米煮粥。

功效:润五脏,补虚气。

麦门冬粥

原料:麦门冬20～30克,粳米100克,冰糖适量。

制作:麦门冬煎汤取汁,再以粳米煮粥待半熟,加入麦门冬汁和冰糖同煮。

功效：养阴生津，改善肺燥、干咳、少痰等症。

百合炒玉米西芹

原料：百合200克，玉米粒100克，西芹100克，胡萝卜50克，盐、色拉油适量。

制作：西芹洗净、切段，百合剥开、洗净，胡萝卜去皮、洗净、切成菱形小块。将全部原料用沸水焯一下。锅内放色拉油，下入焯好的蔬菜翻炒，用盐等调味后即成。

功效：清热润肺，健脾养胃。

(3) 外洗法

1) 皮肤干燥红痒　玉竹100克，苦参15克煎汤约500毫升，用纱布蘸汁涂洗皮肤，干后即用凡士林或甘油涂抹全身。

2) 牛奶浴　在浴缸水内加入1升鲜牛奶和1匙橄榄油，浸洗5分钟。如果实在不想泡浴的话，也可在一盆水里加些牛奶不断冲洗，浸浴比冲洗的效果要好得多。

3) 洗浴后涂橄榄油　油比乳霜容易停留于表面，可能黏糊糊的感觉会让你觉得不舒服。在洗澡后还没擦干身体前，立即涂橄榄油，以最快的速度锁住皮肤水分。

4. 针灸导引养生

1) 以口、眼、鼻窍黏膜干燥为主症，其病机主要涉及上焦，临床以肺心二经症状为主者。针灸或穴位按摩可取手少阳三焦经穴位，如液门、中渚、外关、支沟、四渎、天井等；另一方面，有肺经症状如咳嗽、鼻干、皮肤干、易感冒者，适当取鱼际、太渊、经渠、尺泽、中府等穴；有心经症状如心烦、少寐、胸痛者，适当取极泉、少海、灵道、阴郄、少府等穴；此外，可取局部的廉泉、金津、玉液、迎香、四白、天突、膻中等穴。如有热邪偏重者，配取大椎、曲池、合谷穴。可畅上焦而布津液。

2) 以口、鼻腔黏膜干燥、口干、口渴等为主症，病变主要涉及中焦，以胃(脾)、肝(胆)病史及有其诸经症状为主者。针灸或穴位按摩可取任脉经的中脘、上脘、下脘、水分等穴；一方面针对病机和症状取穴，如有胃、脾症状者取足三里、丰隆、梁门、关门、内庭、阴陵泉、三阴交等穴，有肝胆经或气滞症状者加取期门、日月、阳陵泉、曲泉、行间、太冲、侠溪等。可畅中焦而布津液。

3）以下焦（肾、膀、大小肠）症状为主，如阴部干涩、大便干结或失调、小便量少，伴有下肢关节炎及伴其他结缔组织疾病、良性或恶性淋巴组织增生等免疫异常者，取其相关经穴以输布津液。根据《内经》有关对津液输布方面的论述，取肾经的阴谷、太溪、水泉、照海、四满、中渚穴位；膀胱经的三焦俞、气海俞、膀胱俞、委阳、足通谷等穴位。有大肠症状者，酌情配用上巨虚、天枢、合谷、手三里、曲池等穴位。可畅下焦而布津液。

4）对于全身水液代谢异常明显者，可直接取脾经合穴阴陵泉、募穴章门健运脾胃，分利水湿，输布津液；取肝、脾、肾三经交会穴三阴交调补三阴、运化水湿。在腹部取任脉经穴上脘、水分、中极配足阳明胃经天枢穴。

针刺布津润燥，一般用平补平泻法，部分病例在热象明显时用泻法；在局部或全身伴有显著的水液潴留而水肿时，可适当用灸法。

附：风湿免疫相关性间质性肺炎

干燥综合征是可累及多系统如呼吸系统、消化系统、泌尿系统、血液系统、神经系统以及肌肉、关节等造成多系统、多器官受损。其合并呼吸系统损害的发病率达 15%～80%。呼吸系统的损害主要以间质性肺炎为主。间质性肺炎（interstitial lung disease，ILD）以弥漫性肺实质、肺泡炎和间质纤维化为基本病理改变，以活动性呼吸困难、X 线胸片示弥漫阴影或纤维化病变、肺功能示限制性通气障碍、弥散功能（DLCO）降低和低氧血症为临床表现的不同类疾病群构成的临床病理实体的总称。间质性肺炎通常不是恶性的，也不是由已知的感染性致病源所引起的。合并感染时可有黏液浓痰，伴明显消瘦、乏力、厌食、四肢关节痛等全身症状，急性期可伴有发热。

间质性肺炎虽称为肺炎，但并不是由于细菌或病毒感染引起的，而是因肺部组织发生免疫性炎症导致，所以一般不用抗生素类药物，但是本病可以进行性加重，所以不能轻视它。

根据本病多见干咳、胸闷、气促等表现，可归于中医学“咳嗽”、“胸痹”、“喘证”等范畴，其养生可借鉴这些病证的相关内容进行。此外还可从以下几方面进行养生调摄。

1. 生活调摄

1）尽量减少剧烈活动，注重休息，保证足够的睡眠时间。

2）重度间质性肺炎、肺纤维化患者应卧床休息，定时翻身、拍背、按摩，促进痰液排出，预防压疮、坠积性肺炎的形成。病情较轻的患者，可采用不同的锻炼方式，如太极拳、松静自然功等。

3）保持室内空气新鲜，温度保持在 20～24℃，湿度在 50%～65%为宜。病室内每日通风 2 次，每次 15～30 分钟，避免异味刺激。房间行湿式打扫。房间里不宜铺设地毯、地板膜，也不要放置花草。被褥、枕头不宜用羽毛或陈旧棉絮等易引起过敏的物品填充，而且要经常晒、勤换洗。

4）注意保暖，避免受寒，预防感染。冬春季节，气温变化剧烈及时增减衣物，外出需配戴口罩，避免冷空气直接刺激呼吸道，引起刺激性咳嗽。

5）远离外源性过敏原，诸如鸟类、动物（宠物或实验饲养者）、木材（红杉尘、软木加工）和蔗糖加工、蘑菇养殖、奶酪、酿酒加工地、发霉稻草暴露、水源（热水管道、空调、湿化器、桑拿浴）以及农业杀虫剂或除草剂等。

2. 食疗调摄

（1）饮食注意

1）患者尽量少吃辛辣、煎炸等刺激性油腻食物。平时要吃得清淡，对于肥胖患者，脂肪供给量应适宜。

2）吃肉以瘦肉为宜，避免多食肥肉而生痰，并须适当控制体重。辛辣、煎炸等食物，因容易灼津成痰，久食可酿成痰热上犯于肺，加重病情。

3）要多饮水　重度间质性肺炎及肺纤维化患者因张口呼吸、出汗多、饮食少，常使患者失水，并使痰液黏稠不易咳出，因此及时补充水分，增加液体的摄入量，对于纠正或防止失水，具有非常重要的意义，要鼓励患者多饮水，如患者不能饮水时，可用静脉补液，有利于稀释痰液，促使黏稠痰液排出。伴有心力衰竭的患者饮水要适量。

4）忌烟酒、忌过咸食物　间质性肺炎及肺纤维化患者多数伴有气道高反应状态，烟、酒或过咸食物的刺激，容易引发支气管的反应，加重咳嗽、气喘等症状。

5）摄入优质蛋白、多种维生素及较高比例的糖类饮食（碳酸饮料除外），如蛋类、糙米、玉米面、荞麦面、水果和蔬菜等。

6）重度间质性肺炎患者可予饮食或半流质，以减轻呼吸急促所引起的咀嚼和吞咽困难。既有利于消化，又可防止食物反流。

（2）间质性肺炎的食疗

1）马齿苋粥

原料：粳米、马齿苋（全草）、大蒜适量。

制作：将上几味共煮为粥，每日服食 1～2 次。

功效：清热化痰，凉血解毒。

2）黄杞鹌鹑

原料：黄芪、杞子各 10 克，鹌鹑 2 只。

制作：上述材料洗净后共煮汤，调味后喝汤及吃鹌鹑。隔日 1 次，可常食。

功效：该方法可补肺肾，黄芪增加益肺固表，杞子、鹌鹑补肾纳气，久服对缓解期患者有提高肺功能、预防复发之效。

3）虫草乳鸽

原料：冬虫夏草 2.5～4 克，乳鸽 1 只。

制作：上述材料洗净切块同煮汤，加调味，喝汤，食鸽肉及虫草，每周吃1～2次，持续1～2个月。

功效：冬虫夏草可以补肺肾，并有抑制纤维化的作用，对间质性肺炎急性和慢性期均可服用。

4）双银羹

原料：银耳10克，银杏（去壳及衣）10克。

制作：上2味共煨成羹状（需煮至酥烂为度），加少许冰糖，作点心吃，上量可分2次食用，每日1次，对有喘及咳者效佳，宜食用1～2周。

功效：银耳补肺，银杏化痰降气，两者同用对间质性肺炎的咳喘效果较好。

3. 自我推拿

取手三里、迎香、华盖、膻中、肾俞等穴位，先顺时针方向轻轻按揉36次，再逆时针方向轻轻按揉36次，每日数次，常年不断。

4. 艾灸与穴位按摩

（1）灸法

在肺俞、喘定穴上艾条灸，隔日1次，每次10分钟。

（2）穴位按摩

取穴分为3组，交替使用。

第1组取位于背部相关节段内的穴位，如风门、肺俞、厥阴俞、T_2～T_4夹脊穴等。

第2组取位于胸部、上肢相关节段内的穴位，如膻中、玉堂、紫宫、孔最、列缺等。

第3组取位于下肢的穴位，如足三里、三阴交、太溪。

5. 耳穴贴压疗法

主穴：取一侧的支气管区、肺区、脑干。

配穴：取另一侧的缘中、皮质下区、胸椎上段、肾上腺区。

主穴、配穴同时取用，两侧交替。

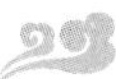

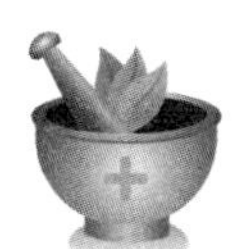

第十章 骨质疏松症

【疾病概况】

骨质疏松症(osteoporosis, OP)是一种常见的老年骨代谢性疾病,是威胁中老年人身体健康的主要疾病之一,且由于环境、药物、激素、疾病原因,导致其发病年龄趋于年轻化,发病率逐年升高,已跃居世界常见病、多发病的第7位。骨质疏松症最严重的表现是发生脆性骨折,即轻微外伤所导致的髋部、椎体和桡骨远端等骨折,尤其是髋部骨折是老年人致残和致死最重要的原因之一。因此骨质疏松症的早期发现、早期干预非常重要。骨质疏松症的主要症状是腰、背、四肢疼痛,病情严重者可出现脊柱畸形。但是,也有相当一部分患者出现腰、背、四肢疼痛等症状。因此,骨质疏松症常因不易被发现而延误了预防和治疗的机会。

中医学中虽没有"骨质疏松"这一病名,但根据骨质疏松在临床上表现的全身或腰背疼痛,易发生骨折、驼背等症状,早在汉代的《黄帝内经》中已有相关病情描述,一般将其归入中医学"痹病"、"痿证"或"腰背痛"的范畴。人体衰老则肾气衰,肾精虚少,骨髓化源不足,不能营养骨骼而致骨髓空虚,骨矿含量下降,因而发生骨质疏松症。因此,肾虚是骨质疏松症的病机关键,从肾论治骨质疏松症是中医治疗本病的基本原则,无论是原发性骨质疏松症,还是继发性骨质疏松症,在其防治过程中都需以肾为本。

【养生指导】

骨质疏松症的养生指导原则:避免各种可能引发跌倒的诱因,增强体质,调适情绪,注意生活起居,增加户外活动,减少长期卧床或肢体废用后导致骨量流失的可能。发病后积极配合中西医结合治疗,注意中医调摄,并尽量避免服用加重骨量流失的药物。

一、发病前预防

骨质疏松症的早期干预,非常重要。而对于风湿病患者,即使骨密度检查在正常范围,仍应在饮食、起居等方面加以调摄,以减缓骨质疏松症的发生。

1. 和调饮食

(1) 饮食禁忌

禁烟,禁酒,减少咖啡的浓度,并避免一次性摄入大量高蛋白及高糖食物。因为吸烟会影响骨峰的形成,过量饮酒又不利于骨骼的新陈代谢,喝浓咖啡能增加尿钙排泄,影响身体对钙的吸收,摄取过多的盐、蛋白质亦会增加钙流失,日常生活中应该避免形成上述不良习惯。

(2) 饮食的结构决定钙的摄入量

为防治骨质疏松症,要从膳食中补充足量的钙。乳类及乳制品食物中含钙较高,而且容易被消化吸收,可以作为中老年人的首选食品。另外,绿叶蔬菜、海产品、豆类及豆制品也是人们摄取钙的来源。

(3) 合理饮茶

茶叶是我国的传统饮料。茶叶除了具有生津止渴,增进食欲及有助于消化外,对于预防骨质疏松症也有一定的帮助。茶叶中含有大量的氟元素。氟是骨代谢不可缺少的元素之一。适量的氟化物有利于钙、磷等无机盐沉积于骨骼上，使骨骼具有一定的强度和硬度。如果体内氟元素含量过少，就会出现骨质疏松现象，如骨骼变脆、变软，甚至出现病理骨折。经常饮茶可以有效地补充体内氟的不足，防止或减慢骨质疏松症的发生和发展。因此，老年人多饮茶对于预防骨质疏松症有积极作用。据研究发现，在世界各国50余种茶叶中，我国的乌龙茶和绿茶含氟量最高，预防骨质疏松症的效果也最好。除了氟元素之外，茶叶中还含有大量的维生素类物质。这些维生素类物质分为两大类，维生素B、维生素C等可溶解在水中，称为水溶性维生素；维生素A、维生素D、维生素E、维生素K等只能溶解在脂质中，不溶解于水，称为脂溶性维生素。泡茶时，由于与骨代谢有关系的维生素A、维生素D不能溶解在茶水中，使茶水中维生素A、维生素D含量很少。所以，骨质疏松症者在饮茶的同时，仍然要注意补充维生素A、维生素D。需要强调的是，长期饮用浓茶不利于骨质疏松症的预防，这可能和茶叶内含有较多的咖啡因有关。因为咖啡因有促进钙从尿中排出的作用。由于尿钙排泄的增加，导致钙的负平衡，造成骨的丢失。

2. 起居调摄

1）多户外运动　中老年人或红斑狼疮等风湿病患者由于外出活动减少，不能获得充分的阳光，体内合成的维生素D减少，加重了体内钙的缺乏。建议多一些户外活动，并适当增加一些体力锻炼，如散步、快走、骑自行车，以获取充足日光照射，并可配合轻度负重（负重量相当于3本书的重量），增加体内活性维生素D的转化，减少骨质的损失。

2）纠正体质　人的体液很多时候都会趋于酸性，尤其是在人体摄入大量高蛋白、高糖分时，出于本能，为了维持体液的酸碱平衡，身体就会动用体内的碱性物质来中和这些酸性物质。酸性体质的患者往往表现为容易失眠、多梦、疲劳、腰酸背痛、四肢麻木、怕冷、便秘、腹泻、急躁、身体肥胖等。而体内含量最多的碱性物质就是钙质，它们大量的存在于骨骼中。那么，在大量进食酸性食物的时候，身体就会自然地消耗骨骼中的钙质来中和血液的酸性，以维持酸碱平衡。因此，酸性体质是钙质流失、骨质疏松的重要原因。而要纠正酸性体质可以多吃绿叶蔬菜，以增加碱性食物摄入，中和体内过多的酸性物质。

二、发病患者的养护

对于腰背疼痛患者，若既往有脆性骨折史，或身高明显缩短≥4 厘米，或脊柱弯曲驼背者，提示其骨质疏松可能性大，应前往正规医院的专科进行诊治。目前骨质疏松症的诊断，仍以骨密度检查为金标准。当 T 值(与健康成人骨峰值比较)≤－1.0 时，提示为骨量减少阶段，需至医院就诊。中医学认为骨质疏松症属肾虚证，总的治则是补肾壮骨。但要辨证调摄，尤其食疗药膳须根据体质的阴阳偏胜，以选用具有滋补肾阴或温补肾阳及益肝健脾作用的药食为主，并须重视保护或改善脾胃的运化及吸收功能。

1. 增加钙摄入

(1) 牛奶补钙

中国营养学会建议，正常成年人每日钙的摄入量约 1 000 毫克，中老年人及骨质疏松症患者建议每日需 1 200～1 500 毫克钙。由于中国人的饮食习惯，每日从食物中获取的钙不到 400 毫克(三餐以粥、米饭及少量菜约 300 毫克)，需要额外补充约 800 毫克的钙，才能满足每日所需并抵消或补充流失的钙。因此对于骨质疏松患者，应经常摄入含钙丰富的食物，如牛奶、虾皮、鱼(特别是海鱼)、豆制品等。其中，牛奶不仅含钙量高，而且奶中的乳酸又能促进钙的吸收，是最好的天然钙源。骨粉、牡蛎壳粉也为钙的来源。

牛奶中含有丰富的钙质，每 100 克牛奶中含有 104 毫克钙。

每袋鲜牛奶(260 克)含钙约 260 毫克,如果每人每日喝 500 毫升鲜牛奶,便能获得 500 毫克以上的钙质。但很多患者表示喝牛奶后出现腹胀、腹泻。这可能与这些患者体内乳糖酶缺乏有关,而每日少量多次喝牛奶可以避免腹胀、腹泻。因为绝大多数成人乳糖酶缺乏者,不是绝对不能喝牛奶,而是不能一次接受大量的牛奶。所以,可以采取少量多次的原则,将 1 杯牛奶分为几次喝,以减少腹胀的发生。同时,饭后喝牛奶也是避免腹胀发生的好办法。而对于喝牛奶后腹胀、腹泻严重者,可以改喝酸牛奶或酸牛奶制品。因为酸牛奶中的乳酸杆菌可将人体不能吸收的乳糖转化为人体可吸收的半乳糖。同时,酸牛奶中含有大量的乳糖酶有助于缓解体内乳糖酶不足的情况,促进牛奶中钙的吸收。

(2) 钙剂的选用

对于实在无法饮奶的患者,可以选择适合自己的钙剂服用,钙剂建议与餐同服,这样可以增加钙剂的吸收并减少胃肠反应。钙剂作为长期服用的膳食补充剂,其选择应以安全性为首要,不主张将骨、白云石和其他未精制的含钙物作为钙的来源,因为这些来源可能含有铅和其他污染物。应以药准字号的钙剂为首选,因为药品有质量监控且经有肯定的临床疗效观察,而保健品做不到。在选购药品时,可注意选择外包装有绿色"OTC"标识的,用药更安全一些。

2. 增加钙吸收

(1) 维生素 D_2 和 D_3 的作用

维生素 D_2 和 D_3 是骨骼代谢的重要物质,它们能够促进小肠增加对钙的吸收,同时促使骨骼的形成。所以,维生素 D_2 和 D_3 的缺乏是导致骨质疏松症的重要原因。适当多晒太阳是治疗骨质疏松症的常用方法,因为太阳光中有大量紫外线,紫外线可促使皮肤中的 7-脱氧胆固醇转变成维生素 D_3,而谷物中含有一种称为麦角固醇的物质,被人体吸收后经紫外线照射转变

为维生素 D_2。

(2) 合理晒太阳

晒太阳的最佳时间是上午 8 时至 10 时和下午 4 时至 7 时。此时日光以有益的紫外线 A 光束为主，可使人体产生活性维生素 D。但在炎热的夏季，不要让太阳直射皮肤，晒太阳时最好选择树荫、房檐等地方，这些地方虽然太阳光不能直接晒到皮肤上，但地面反射到人体的紫外线就可使人体产生充足的维生素 D_2、维生素 D_3。

(3) 性激素调节与骨质疏松症

老年人发生骨质疏松症与人体性激素减少有关，女性发生骨质疏松症的又远较男性为高，所以有些情况下会采用激素替代疗法（雌激素和孕激素联合治疗）治疗女性骨质疏松症。但应用激素替代治疗的患者中乳腺癌、冠心病、脑卒中、下肢静脉和肺静脉栓塞等疾病发病率却有所增加。而植物类雌激素的补充可以减少这些风险。据统计，有吃大豆食品传统习惯的日本妇女尽管每日钙摄入量仅为400～500 毫克，远低于美国妇女每日 1 200 毫克，但其骨质疏松引起的骨折发病率却仅为美国妇女的一半。因此，多吃大豆制品有助于防治骨质疏松症，强壮骨骼。除了豆制品中含钙和蛋白质，其富含的大豆异黄酮是天然植物雌激素，可以增加骨对钙的吸收，有效改善更年期症状，延缓衰老，所以，中老年女性朋友一定要科学合理通过食疗补充大豆异黄酮，一方面预防治疗骨质疏松症，另一方面又能缓解更年期症状。

3. 食疗养护

(1) 泥鳅烧豆腐

原料：泥鳅 5 条，豆腐 400 克。

制作：泥鳅油煸炒后，放入砂锅内，加水适量，炖汤，再加入豆腐煎取浓汁。

功效：补肾益气养血。

(2) 木耳菜拌芝麻酱

原料:木耳菜适量(也可用苋菜、油菜、芥蓝、雪里蕻、空心菜等替代),芝麻酱100克。

制作:木耳菜洗净用沸水焯过后与芝麻酱一起拌匀食用。

功效:养血益肾。

(3) 何首乌粥

原料:制何首乌30克,粳米100克,大枣3枚,冰糖适量。

制作:何首乌放入砂锅内,加水适量,煎取浓汁,去渣备用。将粳米、大枣、冰糖放入首乌汁中,加水适量,煎煮成粥。

功效:滋补肝肾,益气养血。

(4) 羊脊骨粥

原料:羊脊骨(连尾)1具,茯苓20克,补骨脂粉12克,粳米60克,葱、生姜、食盐各适量。

制作:羊脊骨洗净,剁碎捣烂。补骨脂研粉备用。将羊脊骨碎块及粳米放入锅中,加水适量,粥煎煮至五成熟,将补骨脂粉加入搅匀,继续煎煮,粥成时将葱、姜、盐加入搅匀。

功效:补肾助阳,强筋壮骨。

(5) 枸杞子羊肾粥

原料:枸杞子30克,羊肾1只,肉苁蓉15克,粳米60克,盐适量。

制作:将羊肾剖开,去内筋膜,切碎,同枸杞子、粳米、肉苁蓉放入锅中,加水适量,文火煎煮,粥将成时,加入食盐调匀。

功效:补益肝肾,滋阴壮骨。

(6) 雀儿粥

原料:麻雀5只,枸杞子20克,大枣15克,粳米60克,生姜、葱白、食盐各适量。

制作:将麻雀宰杀,去毛、内脏及头足,切碎,与枸杞子、大枣、粳米一同煎煮,待粥将成时,将姜、葱、盐放入搅匀,再沸即可。

功效:补肾益精。

(7) 羊肉粥

原料:精羊肉160克,人参5～10克(去芦头),黄芪30克,白茯苓30克,大枣5枚,粳米80克,葱白2根。

制作:羊肉切细,人参水煎取汁。黄芪、茯苓、大枣水煎,去渣取汁,兑入人参汁内,加入羊肉及粳米煮粥,将熟时下葱白及盐少许。

功效:温肾助阳,大补气血。

(8) 苁蓉虾球

原料:虾仁250克,肉苁蓉10克,鸡蛋2个,面粉150克,植物油500毫升,发酵粉及调料适量。

制作:肉苁蓉用少许水煮20分钟,去渣取汁。鸡蛋打入碗内搅匀,与肉苁蓉汁、面粉、姜汁、葱花、精盐、发酵粉搅成蛋粉糊。虾仁加黄酒、盐、味精略渍,拌入蛋粉糊中。锅置火上,加植物油,烧至四成热时,用小汤匙将虾仁糊下锅内炸至金黄色,出锅装盘即成。

功效:补肾阳,益精血。

4. 运动养护

骨质疏松症患者常有一种错误认识,即运动会导致骨折。事实上,通过锻炼肌肉可以保护骨骼,骨质疏松症患者更要运动,但要注意的是不要快速跑、猛烈跳。有3种运动适合骨质疏松症患者,即力量训练、负重的有氧运动、柔韧性训练。其中太极拳集这3种运动于一身,疗效堪佳。

1) 太极拳　太极拳运动以脊椎为轴心,用腰胯带动躯干、四肢活动,缓慢而放松的动作,有效地带动体内气血运行。腰为肾府,肾的主要生理功能为藏精,主生长、发育、生殖和水液代谢;肾主骨生髓,肾与膀胱相为表里,锻炼腰部能得到固肾的作用。

2) 力量训练　包括器械训练或者水中训练,可以增强上臂和脊柱的力量,还能减慢骨质疏松的进展。

3) 柔韧性训练　能增加关节活动度,有助于身体平衡并防止肌肉损伤,同时有助于保持体型。伸展运动应该在肌肉充分活动后缓慢、温和地进行,应避免过度弯腰,以免发生压缩性骨折。

4) 负重的有氧运动　包括散步、跳舞以及园艺劳动等。这类运动可以锻炼下肢及脊柱下部的骨骼,减少骨骼矿物质的流失。游泳等水中有氧运动同样有益于身体健康,但对阻止骨骼矿物质流失作用不大。这类运动更适合患有严重骨质疏松的患者及骨折恢复期的患者。

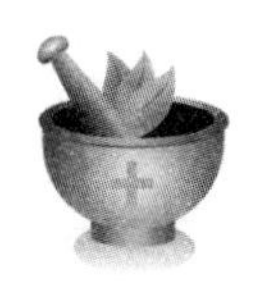

第十一章
白 塞 病

【疾病概况】

白塞病(Behcet disease, BD)又称贝赫切特病、口-眼-生殖器三联征等，是一种慢性全身性血管炎症性疾病，主要表现为复发性口腔溃疡、生殖器溃疡、眼炎及皮肤损害，也可累及血管、神经系统、消化道、关节、肺、肾、附睾等器官，大部分患者预后良好，眼、中枢神经系统及大血管受累者预后不良。

本病从发病地域上讲，多见于东亚、中东和地中海地区，又称“丝绸之路病”。其发病率国家与地区差异很大，整体为0.3/10万～10/10万。目前本病的病因与发病机制尚不明确，多认为与感染、免疫、遗传、环境等因素有关，其基本病理为血管炎。

白塞病临床表现多样复杂，主要相关症状并非同时出现，往往给诊断带来极大困难。临床上白塞病主要以反复口腔、外阴溃疡及皮肤损害(结节性红斑、痤疮样皮疹、丘疹样毛囊炎等)为表现特点，亦有患者可出现明显内脏累及，如眼炎、血管病变及神经系统、消化系统病变等。

白塞病依临床表现多将其归属于中医学“狐惑病”的范畴，多因感受湿热毒邪，或热病后余热留恋，或脾虚湿浊内生，或阴虚内热，虚火扰动等多种因素导致湿热毒邪蕴结于脏腑，循经上攻或下注，引起口、眼、外阴溃烂等症。本病早期多为湿热毒盛，后期呈现正虚邪恋之象，故治疗上强调分期治疗，疾病初期以清热利湿解毒为主，后期提倡益气养阴、扶正化毒。但应指出的是即便病变早期亦不可一味清泄热毒，宜早加益气护阴之品，以扶正托毒，达邪外出，有利于病情向愈和防止复发。

【养生指导】

白塞病乃一湿热毒邪为患或阴虚火旺疾病。养生指导的原则：发病前注意避外邪、防感染、畅情志、饮食清淡，杜绝湿热来源，以防疾病诱发；发病后积极规范中西医结合治疗，同时结合中医养生调护，控制疾病症状，并尽可能减少疾病复发次数。

一、发病前预防

1. 饮食调摄

白塞病主要病因病机为脏腑蕴热、湿热毒盛，因此饮食方面应注意清淡，多选清淡利湿之品，如赤小豆、绿豆、西瓜、冬瓜、苡米以及新鲜蔬菜、水果等，并注意忌食肥甘厚味、辛辣燥热之品，如狗肉、牛肉、羊肉，以及油炸、辛辣刺激食品，以免化燥助热。

2. 精神调摄

《内经》云："悲哀愁忧则心动，心动则五脏六腑皆摇"。情绪紧张、忧思郁怒均可致肝失调达、气郁化火，引发口腔溃疡及红眼等症状，同时在疾病过程中由于疾病本身给患者所致的痛苦或患者缺乏对疾病正确认识也会给患者带来焦虑烦躁、心情低落、精神负担等负面情绪，反过来又会导致疾病的加重或复发。因此应注重患者的情志变化，做好精神调摄，保持心情愉悦，解除心理障碍，方有利于病情的恢复。

3. 生活起居调摄

注意养成良好的个人生活习惯，勤漱口刷牙，保持口腔卫生；勤洗外阴，尽量避免不洁或频繁性生活；生活规律，劳逸适度，加强体育锻炼，提高机体抵抗力，尽量避免感染，尤其是结核感染。

4. 重视身体异常症状，建立良好预警意识

白塞病发病往往隐匿，症状多变且缺乏特异性，所以作为患者一定要重视身体出现异常症状或症状的信号，建立良好预警意识，比如出现口腔溃疡，一定不要忽视，简单认为是“上火”或“维生素缺乏”，而应自查一下身体，有无外阴溃疡、红眼、皮疹、关节肿痛等其他相关症状，或尽早就医以明确诊断。

二、发病后养护

白塞病发病后整体的养护原则：①健康宣教，使患者对白塞病有正确认识，树立战胜疾病信心，保持心情愉悦；②日常生活饮食清淡，生活规律，注意休息，勿劳累，避免感染及外伤；③注意口腔清洁，用眼卫生，勤洗内衣及二阴，促进溃疡愈合；④动态监测病情，在医生指导下规范用药，有结核病史患者应积极治疗结核病。由于白塞病临床症状复杂多样，不同的时期疾病表现不一，所以白塞病的养生调护应根据不同表现而重点有所不同，具体养护要点分述如下。

1. 口腔溃疡养护

(1) 饮食注意清淡

尽量避免食用辛辣助火、肥甘油腻、烟酒及刺激性食物，如生葱、生蒜、辣椒、油炸品、烧烤、牛羊肉、动物内脏、牛奶、河海产品、瓜子、花生(炒)、菠萝、桂圆、荔枝等，宜多食苦瓜、萝卜、冬瓜、莲藕、绿叶蔬菜、赤豆粥、绿豆粥及苹果、西瓜、梨子等凉性瓜果。

(2) 口腔溃疡以流质或半流质为宜

口腔溃疡多发较重且疼痛明显时，不能吃过硬或温度过高的食物，以免损害创面，加剧疼痛，食物应以流质或半流质为宜。

(3) 注意口腔清洁

饭后要及时刷牙漱口，以免食物残渣存留口腔而致细菌滋生。

(4) 口腔发生溃疡疼痛时局部用药

局部溃疡疮面可予冰硼散、锡类散、珠黄散、六神丸(研末)铺敷，蜂蜜涂抹溃疡或10%蜜汁含漱，能消炎、止痛，有助溃疡愈合；亦可用银花甘草煎或中药小复方(银花30克，野菊花30克，薄荷15克，木蝴蝶15克)泡茶频饮或煎汤含漱以清热解毒治疗；若口腔溃疡疼痛非常严重，可用生理盐水500毫升＋利多卡因200毫克的混合液含漱，以缓解疼痛。

(5) 口腔溃疡食疗方

1) 萝卜鲜藕汁　生萝卜500克，鲜莲藕500克；将萝卜和藕洗净，捣碎绞汁，每日含漱数次。有清热除烦、养阴生津功效，适用于阴虚火旺型口腔溃疡。

2) 生地莲心汤　生地15克，莲子心6克，甘草6克。三者加水，一同煎煮，去渣取汁服用，每日1剂。适用于阴虚火旺型口腔溃疡。

3) 银耳莲子羹　银耳25克，莲子50克。煮成汤羹，或加冰糖，早晚食用。有清热养阴功效，适用于阴虚火旺型口腔溃疡。

4) 莲子甘草茶　莲子15克，绿茶叶6克，甘草3克。将上物一并放入茶杯内，冲入开水浸泡，代茶频饮。有清心泄热除烦功效，适用于心火上炎型口腔溃疡。

5) 地芩竹叶饮　生地15克，黄芩9克，淡竹叶15克，白糖适量。煎取汤汁，调入白糖，每日1剂。有清心泻火功效，适用于心火上炎型口腔溃疡。

6) 绿豆粥　绿豆100克，粳米150克，白糖15克。绿豆、粳米小火熬煮成粥，粥成时加入白糖，每日早晚服食。有和脾胃、祛内热功效，适用于脾胃不和、食欲不振、反复发生口腔溃疡的患者。

(6) 其他

口腔溃疡白塞病患者还应注意生活有规律，避免加班熬夜，切勿过度劳累，保持心情愉快。

2. 外阴溃疡养护

(1) 饮食宜清淡

应尽量避免食用辛辣助火、肥甘油腻、烟酒及刺激性食物。多食用清热解毒利湿的食品，如绿豆、粳米、黄瓜、苦瓜、马齿苋、绿茶等。

(2) 保持外阴清洁干燥

可用 1∶5 000 的高锰酸钾溶液坐浴，同时注意休息，并节制性生活，避免外阴过度摩擦。

(3) 中药涂敷

可选用冰硼散、锡类散、珠黄散、硫糖铝（研末）、黄连软膏、青黛散（膏）等的一种涂敷外阴溃疡处，以促进溃疡愈合。

(4) 中药熏洗方

1) 黄柏 30 克，苦参 30 克，儿茶 15 克，煎汤熏洗外阴，本方可利湿解毒敛疮，适用于外阴溃疡以下焦湿热并重者。

2) 银花 20 克，野菊花 30 克，蒲公英 30 克，苦参 30 克，大黄 20 克，黄柏 20 克，煎汤熏洗外阴，本方可清热解毒利湿，适用于外阴溃疡热重于湿者。

(5) 外阴溃疡食疗方

1) 蒲公英绿豆汤　蒲公英 30 克水煎取汁，加绿豆 50～100 克煮粥，粥成加入冰糖适量搅匀食。可清热解毒消疮，主治热毒为主型外阴溃疡。

2) 龙胆草蛋　龙胆草 30 克水煎，去渣取汁，打入鸡蛋 3 个成荷包蛋，入蜂蜜 30 毫升。空腹食，5 日为 1 个疗程。可清热敛疮，主治湿热型外阴溃疡。

3) 黄瓜土茯苓乌蛇汤　乌蛇 1 条（约 250 克）剥皮，去内脏，入沸水锅煮熟，取肉去骨，与土茯苓 100 克、赤小豆 60 克、生姜 30 克、红枣 8 个（去核）、黄瓜块 500 克同入锅，加清水适量，武火煮沸后改文火煲 3 小时，调味后食用。可清热解毒利湿，主治湿热下注型外阴溃疡。

3. 眼部损害(眼炎)养护

(1) 治疗眼部病变

白塞病表现红眼、目痛、畏光、流泪、视力下降等症状,患者要高度警惕与重视,应积极眼科就诊,明确眼部病变情况并加以治疗,以防视力下降致盲。

(2) 注意休息

眼炎期间注意休息,减少用眼,户外活动戴有色眼镜,避免强光刺激。

(3) 少吃刺激性食物

多食瘦肉、肝脏、蛋类、奶类、豆类等富含蛋白质与维生素的食物,注意劳逸结合,预防感冒,保持心情愉悦,切忌急躁、暴怒、沮丧等情绪。

(4) 中药熏蒸或热敷眼部

1) 木贼草 15 克,薄荷 15 克,野菊花 15 克,煎汤熏蒸眼部。

2) 柴胡 10 g,薄荷 10 g,煎汤去渣,熏洗患眼。

3) 用热水或内服药渣煎水作湿热敷,促进气血流通,以退火止痛,治疗眼炎。

(5) 中药敷贴治疗

用代赭石 2 g,生石膏 1 g,共研成细末,调凉开水敷眼内外眦及太阳穴,清肝凉热,有助于改善眼炎。

(6) 眼炎食疗方

1) 银花菊花茶　银花 50 克,菊花 50 克,绿茶 20 克。上药混合共为粗末,用纱布分装成袋,每袋 15 克。每次 1 包,代茶饮用。可清凉解热、疏风明目,用于头眼胀痛、目睛红赤者。

2) 青葙子茶　青葙子 15 克,绿茶 5 克。将青葙子和绿茶置于纱布袋中,沸水泡 10 分钟饮用,每日 1 剂。可祛风热、清肝火,适用于目赤肿痛者。

3) 石膏粥　生石膏 50 克,粳米 100 克。先将石膏水煎 30

分钟，去渣后放入粳米熬粥。每日 1 剂。可辛凉清热、除烦止渴，适用于眼红痛、口干重的患者。

4) 绿豆藕羹　藕 1 节，绿豆 30 克。将藕洗净切成小块，与绿豆同煮至熟烂后食用。每日 1 剂。可清热凉血、去赤止痛，适用于眼热赤痛者。

5) 二仁粥　生薏苡仁 30 克，杏仁 6 克(捣碎)，粳米 100 克。三物共用水煮，至米开粥稠即可食用。每日 1 剂。可清热利湿、宣畅气机，适用于葡萄膜炎反复发作属湿热留恋三焦者。

6) 香菇烧冬瓜　冬瓜 300 克，香菇 20 克，调料适量。冬瓜去皮瓤、洗净、切片。香菇浸泡透，洗净。二味用油炒后，烧熟。每日 1 剂。可清湿热、益胃气，适用于脾胃湿热重的葡萄膜炎患者。

4. 皮肤损害(结节性红斑、痤疮样皮疹、丘疹样毛囊炎、皮肤溃疡等)养护

(1) 饮食宜清淡

宜食用清淡性凉利湿之物，慎用辛辣、油腻之品，忌鱼虾、鸡鸭等发物。多食薏苡仁、绿豆、赤小豆、马齿苋、芹菜、慈姑、鲜藕等清热利湿、解毒凉血之品。

(2) 注意皮疹局部的清洁

切记不要随意用手挤压皮疹，以免引发感染或局部炎症扩散，加重病情。

(3) 心情愉快，生活规律，保持大便的通畅

(4) 中药外敷、熏洗治疗

1) 结节性红斑　局部金黄膏外敷；或中药方(土茯苓、紫草、大黄各 30 克，芒硝、红花各 20 克)水煎熏洗局部。

2) 痤疮样皮疹、丘疹样毛囊炎　玉蓉膏(芙蓉叶 30 克，玉竹 15 克，白芷 15 克，大贝母 15 克，落得打 15 克)水煎外洗、敷搽皮疹。

3) 皮肤溃疡　根据疮面情况及中医外科理论，选用九一

丹、八二丹、七三丹、生肌散、红油膏、白玉膏等外用。

(5) 皮肤损害的食疗方

1) 绿豆薏苡仁汤　将绿豆、薏苡仁各25克，山楂10克，煎汁茶饮，每日3～5次。适用于痤疮样皮疹、丘疹样毛囊炎等皮损。

2) 当归赤小豆汤　将当归15克，赤小豆60克，煎汁服用。适用于结节性红斑等皮损。

3) 薏苡仁海带双仁粥　用薏苡仁、枸杞子、桃仁各15克，海带、甜杏仁各10克，绿豆20克，粳米80克。将桃仁、甜杏仁用纱布包扎好，水煎取汁，加入薏苡仁、海带末、枸杞子、粳米一同煮粥，每日2次服用。具有清热解毒、清火消炎、活血化瘀、养阴润肤之功效。

(6) 其他

当白塞病患者出现明显内脏累及，如眼炎、血管病变及神经系统、消化道病变等，往往提示疾病病情较重，应及时就诊治疗，以免延误病情。

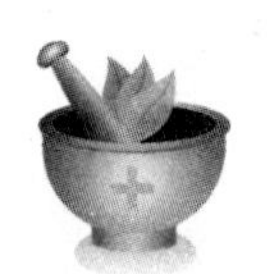

第十二章
成人斯蒂尔病

【疾病概况】

斯蒂尔病是一种血清阴性的多关节炎，为幼年类风湿关节炎的一种临床类型，最早由斯蒂尔（1897 年）报道，1971 年 Bywater 等系统报道了成年人发病的斯蒂尔病的临床特征，与儿童斯蒂尔病相同。因本病临床表现酷似败血症，而又非细菌直接引起，西欧一些国家曾称之为“变应性或超敏感性亚败血症”，1973 年正式命名为“成人斯蒂尔病”。国内也曾称为“变应性亚败血症”，自 1985 年以来，与国际一致改称成人斯蒂尔病（adult onset Still's disease，AOSD）。成人斯蒂尔病好发于青壮年，男女性患病之比接近。本病病因与发病机制至今未明，多认为与感染、遗传和免疫异常等因素相关。

成人斯蒂尔病病因尚不清楚，临床特征为发热、关节痛或关节炎、皮疹、肌痛、咽痛、淋巴结大、中性粒细胞增多以及血小板增多，严重者伴系统损害。临床表现复杂多样，常多系统累及，主要表现为发热、一过性皮疹、关节炎（痛），次要表现为咽痛、淋巴结大、肝脾大、浆膜炎，亦可出现心脏、肺部、神经系统累及。白细胞数升高[多在（10～20）×10 /L]和高血清铁蛋白为其典型的化验特征。由于缺乏特异性诊断方法，临床上早期建立成人斯蒂尔病诊断相对困难。由于无特异诊断标准，常常需排除感染、肿瘤后才考虑其诊断，因此，临床上诊断成人斯蒂尔病十分困难。某些患者即便诊断为成人斯蒂尔病，还需要在治疗中密切随诊，以进一步除外感染和（或）肿瘤的发生。

成人斯蒂尔病依其“发热、皮疹、关节肿痛”等表现，可将其纳入中医学“热痹”、“内伤发热”、“暑温”、“湿温”等范畴。中医认为本病多因素体阳盛，脏腑积热蕴毒，或外感风寒湿热之邪，郁而化热，侵入肌表、血脉、关节、脏腑而成。本病基本病机为邪热炽盛、气营两伤。病变初期以邪实为主，多见风、湿、热、瘀，后期多伤及正气，尤其是气阴两伤。故治疗上早期宜清热解毒，凉血散瘀为主；后期在清解热毒的同时，勿忘顾及养护气阴。

【养生指导】

成人斯蒂尔病的养生指导原则：增强机体抵抗力，避免各种疾病诱发因素。发病后积极中西医结合治疗，中医调摄当以清热祛邪、退热止痛为主，尽可能减少疾病复发。

一、发病前预防

1. 生活起居调摄

注意休息，居室安静舒适，空气新鲜，温湿度适宜，多饮水；忌劳累，忌熬夜，保持心情舒畅；避免去人多的公共场所，加强个人卫生，预防并及时治疗各种感染。

2. 饮食调摄

饮食宜清淡、易消化，进食高蛋白、高维生素、含钾和钙丰富、易于消化、无刺激性饮食，忌食油腻甘肥辛辣之品；可以西瓜汁、梨汁等或用鲜芦根煎水代茶饮，亦可食用甘润多汁的瓜果。

3. 防寒保暖

衣着要适应寒温变化，及时增减衣服，做到冬不可太温，夏不可太凉，不可汗出当风，不可睡眠当风。

4. 适当锻炼

加强体育锻炼以增强体质，提高机体抵抗力。体育锻炼的项目很多，如跑步、体操、太极拳、气功等，可根据个人健康情况及兴趣爱好而定。注意锻炼的过程中，切忌剧烈运动、过度劳累，汗出当风。

5. 中药预防保健

平时可根据自身体质，服用中药调理，以增强机体抵抗力，减少感染患病概率。如气虚者可予生黄芪 30 克、银花 15 克、甘草 6 克煎汤代饮；或采用玉屏风冲剂、黄芪冲剂口服。

二、发病后养护

成人斯蒂尔病发病后的养护应根据不同疾病时期、不同的临床表现而有所不同。疾病发作或加重期，养护应围绕控制发热、皮疹、咽痛、关节肿痛、淋巴结大等症情展开；而疾病缓解期，养护重点是增强体质，维持病情稳定，防止疾病复发；此外，成人斯蒂尔病治疗过程中往往会使用激素及免疫抑制剂，对机体状态造成一定影响，养护中亦应注意这一点。具体可参见系统性红斑狼疮中激素使用的养生防护要点。

1. 疾病发作或加重期养护

(1) 养护要点

1) 患者发热期间，应卧床休息，多饮水，注意饮食清淡，多进食营养丰富、富含维生素且易消化食品，如米粥、菜汤、果汁、豆浆、酸牛奶、肉松、蛋羹等；忌食辛辣肥甘之品，以免助热生湿。

2) 患者高热，可予冰袋或湿巾冷敷额头以退热，但切不可盲目过量使用退热药进行退热，以免干扰热型，掩盖病情。

3) 患者热退汗出明显者，应及时更换衣服，避免汗出当风，以防感染。

4) 患者皮疹，应穿宽松棉质内衣，低温水擦浴，切勿抓挠皮肤，并尽快使体温恢复正常。

5) 患者咽痛明显，可予冬凌草片、西瓜霜含片、银黄含片等含服；或用利咽茶饮方（银花 9 克，玄参 9 克，麦冬 9 克，胖大海 6

克，藏青果6克）泡水代茶频饮。

6）若关节红肿热痛者，可予冷毛巾局部冷敷；或金黄膏外敷；或清热凉血祛风药物（忍冬藤、桑枝、海桐皮各30克，红花、乳香、没药各9克）局部外洗进行治疗，同时尽量减少病变关节过多的活动。

（2）推荐食疗方

1）百合绿豆粥

原料：鲜百合、绿豆各100克，粳米150克。

制作：先将绿豆和粳米加水煮开，见绿豆开花，再加入百合共煮成粥，早晚食用。

功效：清热解毒、去燥润肺，有助于改善成人斯蒂尔病发热症状。

2）青蒿粥

原料：鲜青蒿100克，粳米50克，白糖适量。

制作：采集新鲜青蒿，洗净后绞取药汁30～60毫升，以粳米煮粥，待粥熟后，倒入青蒿汁，加糖搅拌，煮沸即可。

功效：本品养阴清热，适用于斯蒂尔病发热，有较好的退热效果。

3）西瓜白虎汤

原料：鲜西瓜汁200～1 000毫升，生石膏30克，知母15克，甘草6克，粳米50克。

制作：先将生石膏、知母、甘草进行煎煮，取药液约1 000毫升。将药液加入粳米中，熬煮成稀粥，晾凉。再兑入西瓜汁调匀即可服用。

功效：清热生津，适用于成人斯蒂尔病高热不退、口干烦渴之症。

4）银花青蒿茶

原料：银花15克，青蒿15克，茶叶10克。

制作：先将银花、青蒿加水煎汤，再将汤汁进行冲泡茶叶，频饮。

功效：清热解毒，有助于成人斯蒂尔病发热症状改善。

5）五汁饮

原料：梨汁、荸荠汁、鲜苇根汁、麦冬汁、藕汁适量。

制作：上述汁液，和匀凉服。

功效：清热生津，适于一切热证热盛津伤者。

6）肉丝苦瓜汤

原料：鲜苦瓜、瘦猪肉各200克，料酒15毫升，精盐4克，葱末10克，油50克。肉清汤750毫升。

制作：将上述食材烹饪成汤服用。

功效：清热解毒，适用于发热烦渴之症。

2. 疾病缓解期养护

（1）养护要点

1）规范服用与撤减药物，尤其是糖皮质激素，即便病情缓解、激素服用量不多，也应在医生指导下进行增减，不可盲目自行增量和减量或停药；亦不可道听途说，使用一些成分不明的偏方、秘方。

2）尽量消除和减少疾病复发因素，生活规律、起居有常，适度锻炼身体，增加机体抗病能力，尽量避免上呼吸道感染、尿路感染等各种感染事件的发生，以免疾病复发或加重。

3）成人斯蒂尔病久多呈阴虚内热之象，饮食上注意清淡、营养均衡，忌食辛辣、香燥、刺激、肥甘之品，如葱、姜、蒜、辣椒、羊肉、鹿肉、咖啡、巧克力、油炸食品、动物内脏等，以免助热伤阴。

4）成人斯蒂尔病病程中长期激素及免疫抑制剂使用会导致机体体质偏颇状态，针对性中医调治有助于改善机体状态、稳定病情。如倦怠乏力、多汗、易感冒气虚者，可予玉屏风冲剂、黄芪冲剂内服；而表现口干咽燥、面部升火、手足心热等虚热症患者，可予六味地黄丸、知柏地黄丸等调治。

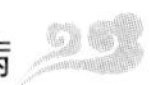

(2) 推荐食疗方

1) 百合枸杞猪肉粥

原料:百合 30 克,枸杞 15 克,瘦肉碎丁、粳米适量。

制作:上述食材煮粥常服。

功效:养阴清热,适用成人斯蒂尔病属阴虚者。

2) 海参粥

原料:海参 10 克,粳米 25 克。

制作:上 2 味,共煮粥食之。

功效:养阴和胃,适用于成人斯蒂尔病已久、长期发热、体质虚弱者。

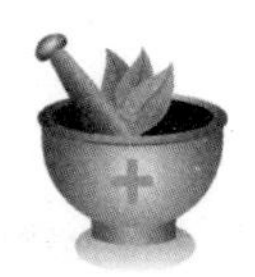

第十三章 幼年特发性关节炎

【疾病概况】

经过多年讨论，2001 年国际风湿病学联盟儿科常委专家组将儿童时期不明原因关节肿胀持续 6 周以上的关节炎，统一命名为幼年特发性关节炎（juvenile idiopathic arthritis, JIA），从而取代了幼年类风湿关节炎（JRA）和幼年慢性关节炎（JCA）这两个分类标准。本章围绕这一新命名的疾病加以详细论述。

幼年特发性关节炎的诊断主要依靠临床表现，凡全身症状持续 6 周以上，排除其他疾病者应考虑此病。早期病例应与化脓性、结核性、创伤性关节炎、败血症、结核、病毒感染相鉴别，还应与风湿热、白血病及其他恶性肿瘤、系统性红斑狼疮、混合型结缔组织疾病、炎性肠病、血管炎综合征、过敏性紫癜等相鉴别。现代医学最新分类标准将本病分为以下几种亚型。

1. 全身型

临床表现为一个或以上的关节炎，同时或之前发热至少 2 周以上，其中连续每日弛张发热时间至少 3 日以上，伴随以下一项或更多症状：①短暂的非固定性红斑样皮疹；②全身性淋巴结大；③肝脾大；④浆膜炎。

应排除下列情况：①银屑病；②HLA－B27 阳性 8 岁以上男性关节炎患儿；③家族中一级亲属有 HLA－B27 相关疾病（强直性脊柱炎、与附着点炎症相关关节炎、急性前色素膜炎或骶髂关节炎)；④IgM 型类风湿因子 2 次阳性,2 次间隔为 3 个月。

2. 少关节型

发病最初 6 个月受累关节数目≤4 个。它有 2 个亚型。①持续型：为整个疾病过程中关节受累数≤4 个；②扩展型：为病程 6 个月后关节受累数>5 个。

3. 多关节型

发病最初 6 个月有 5 个以上关节受累,伴类风湿因子阳性或阴性。

以上 2 种类型均应排除全身型及上述全身型中应排除的①、②、③、④情况。

4. 银屑病型

1) 一个或更多的关节炎并银屑病。

2) 关节炎合并下列任何 2 项：①指(趾)甲炎；②指甲凹陷或指甲脱离；③家族史中一级亲属有银屑病。

同时应排除全身型及上述全身型中应排除的②、③、④的情况。

5. 与附着点炎症相关的关节炎

关节炎合并附着点炎症,或关节炎或附着点炎症,伴有下列情况中至少 2 项：①目前或既往有骶髂关节压痛和(或)炎症性腰骶部疼痛表现；②HLA－B27 阳性；③6 岁以上发病的男性患儿；④急性或症状性前色素膜炎；⑤家族史中一级亲属有强直性脊柱炎、与附着点炎症相关的关节炎、炎症肠病性关节炎、Reiter 综合征、急性前色素膜炎。同时应排除全身型及上述全身型中应排除的①、④的情况。

6. 未分类的幼年特发性关节炎

不符合上述任何一型或符合上述 2 种类别以上的关节炎。

本病的发病可能与感染、免疫缺陷、外伤、遗传等有关。其病理改变与成年类风湿关节炎大致相似,以关节慢性非化脓性滑膜炎为特征,但血管翳形成、关节软骨和邻近骨骼破坏比成年

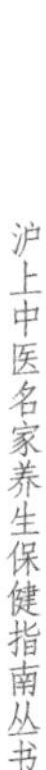

类风湿关节炎晚，大多患儿慢性炎症数年后可无关节损害，部分始终病情未改善发展至疾病晚期者亦可见成人类风湿关节炎晚期出现的关节畸形、半脱位、纤维性或骨性强直。

在中医学中无相似病名，按其临床表现以关节红肿热痛和发热为主，属中医学“白虎历节”、“鹤膝风”、“顽痹”、“尪痹”、“内伤发热”的范畴。本病多见于冬春季节，病情反复发作。

中医学认为，风、寒、湿三气合而为痹是幼年类风湿关节炎的病因所在。患儿的先天禀赋、饮食营养以及生活居住与该病的发病密切相关，是内外因共同作用的结果。内因主要是禀赋不足，腠理不固，脏腑虚损；外因主要是感受风、寒、湿、热之邪，阻滞气机，以致湿浊、痰瘀互结，气血运行不畅，“不通则痛”，故肌肉关节肿痛；气血运行不畅，日久肝肾亏损，肢体筋脉失养，“不荣则痛”，终使肌肉、关节失养而疼痛挛缩。

本病的主要临床表现为持续或间歇发热，大小关节均可出现红肿灼痛，关节屈伸不利。晚期可出现关节变形、肿痛、屈伸不利。病程较久、迁延不愈者则出现关节畸形变硬，不得屈伸，局部肌肉萎缩，甚者筋肉挛缩，形体消瘦。

中医诊治幼年型类风湿关节炎，首先判断虚实。实证者，起病较急，持续或间歇发热，关节红肿灼痛，屈伸不利，烦渴，两颐肿胀，大便干结；或关节肿痛，晨僵，遇冷加剧，形寒肢冷等。治疗时根据寒热的不同分别予以散寒除湿、化痰活血或清热利湿、祛风通络；虚证者病程较久，关节肿痛变形，形体消瘦，腰膝酸软，面色无华，倦怠少言，头晕耳鸣；或关节肿胀变形，形体消瘦，心悸气短，两颧潮红，五心烦热，潮热盗汗，口干，溲赤等。治疗时据阳虚与阴虚之不同分别予以温阳散寒或滋阴清热，而消肿止痛贯穿本病的始终。

幼年特发性关节炎整个发病过程变化多端，部分患儿的病情能够长期得到缓解，无后遗症或后遗症很少；有的则病情持续发展，引起关节不同程度的畸形，以致关节功能发生障碍。这些

情况与起病的年龄大小无明显关系。只要在发病早期得到及时治疗,并给予良好的护理,部分患儿可以得到完全康复。

【养生指导】

幼年特发性关节炎的养生指导原则:增强机体抵抗力,减少各种诱发因素。未发病时注意防寒保暖,避免疲劳,并适当服食调节免疫功能的中药;发病后当以扶正祛邪为主,控制发热,减轻关节肿痛症状,防治并发症及减少复发次数。

一、发病前预防

1. 注意生活起居

注意休息,居室安静舒适,空气新鲜,温湿度适宜,多饮水;保持心情舒畅;在感染高发季节尽量避免去人多的公共场所,加强个人卫生,预防各种感染。

2. 饮食调护

饮食宜清淡易消化,少食肉类鱼虾等,多食水果蔬菜。湿热体质患儿忌食厚味油腻及辛辣食品,寒湿体质患儿则忌食生冷饮食及冰激凌。根据患儿的不同需要饮用果汁及水煮新鲜的水果,并于两餐之间饮用。

3. 防寒保暖

衣着要适应寒温变化,及时增减衣服,做到先寒而衣,先热而减,冬不可太温,夏不可太凉,不可汗出当风和睡眠当风。

4. 适当锻炼

鼓励患儿定时、定量进行必要的关节功能活动,以防关节畸形、致残。加强体育锻炼以增强体质,提高机体抵抗力。锻炼项目可根据个人健康情况及兴趣爱好而定,游泳、抛球、骑车、踢球、捏泥人等,以恢复关节功能,防止畸形。若运动后关节疼痛肿胀加重可暂时停止运动。锻炼的过程中防止跌伤,忌剧烈运动,忌过度劳累,忌大汗淋漓。

5. 调适情志

多与患儿沟通，了解患儿的心理感受，及时给予情感支持。介绍本病的治疗进展和有关康复的信息，提高他们战胜疾病的信心，帮助患儿克服因慢性病或残疾造成的自卑心理。鼓励患儿参加正常的活动和学习，促进其身心健康发展。

6. 按摩关节

对病变关节可适当做些按摩。按摩时，先轻轻按摩，使患部肌肉松弛，气血畅行，然后用点、按、捏、拿手法按摩，达到舒筋活络止痛的目的，最后用摇、滚、揉等手法减轻关节强直和软组织挛缩。每次按摩时间在 15～30 分钟之间，每 2～3 日 1 次，按摩时动作轻柔，不可使用暴力，以免引起骨折。

7. 选用保健中成药

对于虚证患者，尤其是常因外感诱发者，可辨其属虚寒体质者予玉屏风散、辛芩冲剂间隔选用；属虚热体质者可予生黄芪 9 克，杞子 9 克，菊花 6 克，金银花 3 克，每日煎汤代饮，或板蓝根冲剂口服。

二、发病后养护

幼年特发性关节炎患儿发病后应注意从症状养护、饮食调养、穴位保养几方面进行养护。

1. 症状养护

幼年型类风湿关节炎以关节多发肿痛伴间歇性发热为主，故发病后养护主要针对关节炎和发热两个症状进行。

(1) 关节炎发作时的养护

关节炎发作时应嘱患儿，减轻关节活动，多休息，气候寒冷时注意关节部位的保暖。关节局部肿痛明显者，除赴专科医院诊治外，可用外洗中药进行局部或全身熏洗治疗。推荐的外洗方如下。

1) 痛痹　又称寒痹，症见关节局部不红不热，喜温喜按，遇

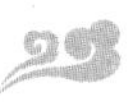

冷痛增，遇热痛减。制川乌、制草乌、茅术、当归、牛膝、生香附各10克，鸡血藤、独活、郁金各6克，木瓜、川芎各12克，细辛3克，加水3 000毫升，煮30～40分钟，乘热熏患部，然后将药汁倒出，用净毛巾蘸药汁热敷患部，每日早晚各1次，5～10日为1个疗程。

2）着痹　又称湿痹，症以关节肿胀僵硬为主，不红微热，伴见湿阻经络四肢之肿胀、体形肥胖或水肿、食欲减退、胃胀便溏等。可予干姜30克，干辣椒15克，制川乌20克，木瓜25克。加水3 000毫升，煮30～40分钟，乘热熏患部，然后将药汁倒出，用净毛巾蘸药汁热敷患部，每日早晚各1次，5～10日为1个疗程。在熏洗过程中如患儿有灼热刺痛感则立即停止，以免灼伤皮肤。

3）热痹　症见关节红肿灼热，疼痛剧烈，可伴发热、烦渴等。可予樟树枝、桑枝、柳枝、山栀各200克。将上药加水煎汤，熏洗患处，至汗出为度。

4）风寒湿痹　症见关节游走性疼痛，不红不热。可予苍叶汤外洗。以苍术、桑叶、松叶、艾叶各适量，水煎去渣，先熏患处，然后浴洗。

5）风湿痹痛　症同上，但疼痛相对较轻。可予羌活、防风、当归、透骨草各9克，红花、防己、甘草节各6克，食盐12克，葱头7个。上药水煎，兑烧酒45克。趁热熏洗患处。

6）祛风湿洗方　南红花9克，羌活、透骨草、防己各15克，宣木瓜18克，桑枝18克。各捣粗滓，分包，水煎，趁热熏洗。适用于症同上但有化热趋势者。

（2）发热症状的养护

准确定时测量体温，多饮水以补充水分，同时保证休息，调整室温，以促进散热，必要时予冰袋降温或服退热药，如体温仍不降者应及时赴医院治疗。

（3）其他症状的养护

1）皮疹的养护　全身型幼年特发性关节炎患儿往往在发热时伴见多种皮疹，可有瘙痒感。皮疹发生时应保持皮肤清洁、干燥，避免阳光或紫外线直接照射，每日检查皮肤观察是否有新皮损出现，皮损严重时可在医生指导下运用外用制剂局部涂搽。洗澡水不可过热，避免使用刺激性洗澡用品。

2）银屑病型幼年特发性关节炎的养护　参见银屑病关节炎养护的相关章节。

3）与附着点炎症相关的关节炎的养护　此类型将来有可能发展为强直性脊柱炎，参见强直性脊柱炎养护的相关章节。

2. 饮食调养

发病期间，饮食宜清淡。应以高维生素、高蛋白、含钙丰富、易消化、新鲜的食物为主，少量多餐，适量补充钙片，多喝牛奶等含钙高的食物。避免生冷、辛辣等刺激性食物。同时可根据患儿的体质辨证选用一些有益的保健食疗方，具体如下。

（1）痛痹

1）除寒开痹茶

组成：制川乌 3 克，甘草 5 克，桂枝、白芍各 6 克，当归、麻黄、地龙、木瓜各 10 克。

制作：上药共研粗末，加水 200 毫升，煎煮 60 分钟后，取汁置保温瓶中，代茶饮用。一日内分数次饮完。

功效：除寒开痹，通经止痛。适用于寒痹，肢体关节疼痛较剧，遇寒更甚，局部不温，舌暗红。凡热证疼痛、阴虚阳旺之人及孕妇均忌服。

2）豨桐茶

组成：取豨莶草、臭梧桐各 120 克，蜜适量。

制作：共研粗末。每服取药末 60 克，置保暖瓶中，以沸水 500 毫升冲泡，盖闷 30 分钟后，分数次饮完。每日 1 剂。

功效：祛风除湿。适用于风寒湿侵袭，两足疼痛酸软，步行艰难等。阴血不足者忌服。

(2) 着痹

1) 寒湿着痹

苡仁炖鸭

组成:嫩鸭1只(约1 500克),薏苡仁250克,精盐5克,胡椒粉、味精各1.5克。

制作:先将鸭洗净,入沸水锅内氽一下,放入铝锅内,加开水2 000克和淘洗干净的薏苡仁,用旺火烧沸,改小火以保持沸而不腾,炖至肉烂即可。出锅前加上胡椒粉、精盐和味精,即可食用。

功效:利水消肿,健胃祛湿。

木瓜汤

组成:木瓜4个,白蜜1 000克。

制作:将木瓜蒸熟去皮,研烂如泥,将白蜜炼净。将两物混合调匀,放入净瓷器内。每日晨起,用开水冲调1～2匙饮用。

功效:通痹止痛。凡属湿热阻滞经脉而引起的筋骨疼痛,可服用此汤。

薏米干姜粥

组成:薏米50克,糖50克,干姜9克。

制作:先将薏米、干姜加水适量煮烂成粥,再调白糖食用。每日1次,1个月为1个疗程。

功效:舒筋,祛湿,利关节。

2) 湿热着痹

土茯苓猪肉汤

组成:土茯苓500克,猪肉适量。

制作:土茯苓去皮,和猪肉煮汤,炖至肉烂。1日之内分数次连渣服完。

功效:解毒,除湿,补虚。治风湿骨痛、骨癌疼痛、疮疡肿毒。

土牛膝茶

组成:土牛膝、鸡血藤各30克。

制作：上药研粗末，置保温瓶中，用沸水适量冲泡，盖闷30分钟后代茶饮用。每日1剂。孕妇忌服。

功效：清热祛湿，活血舒筋。适用于风湿热痹，肢体关节疼痛，痛处或固定不移，或游走不定，以及跌打损伤后遗症引起的肢体关节疼痛。

当归拈痛茶

组成：当归、羌活、苦参、葛根、苍术、白术、防风、知母、泽泻、猪苓各9克，升麻、人参各3克，甘草6克，茵陈、黄芩各15克。

制作：上药共研细末。每次取药末30克，置保温瓶中，用沸水适量冲泡，盖闷30分钟后代茶饮用，1日内分数次饮完。

功效：清热利湿，祛风止痛。适用于湿热痹症，或下肢红肿疼痛者。脾胃虚寒者忌服。

决明蚕砂茶

组成：炒决明子20克，炒蚕砂15克。

制作：两味按比例加大剂量，研成粗末。每日用40克置保温瓶中，冲入沸水适量，盖闷15～20分钟后，代茶频饮。

功效：清热，祛风，胜湿。适用于风湿或风热内蕴者。脾虚便泻者忌用。

吴氏宣痹茶

组成：防己、杏仁、滑石、薏苡仁各15克，连翘、栀子、半夏、晚蚕砂、赤小豆各9克。

制作：按上方药物组成比例，放大剂量10倍，共研细末。每次用药末40～60克，置保温瓶中，用沸水适量冲泡，盖闷30分钟，代茶饮用。每日1～2剂。

功效：清热利湿，宣通经络。适用于湿热痹症，孕妇忌服。

湿热痹痛茶

组成：鸡骨草40克，嫩白薇10克，生苍术9克。

制作：按原方用药5倍量，研为粗末备用。每次用30～50克，置保温瓶中，冲入沸水适量，盖闷20分钟，代茶频饮。每日

1 剂。

功效：清热利湿，理气活络。适用于肢体关节疼痛，兼有阴虚发热之象。贫血者慎服。

3）行痹

防风粥

组成：防风 10～15 克，葱白 2 根，粳米 100 克。

制作：先将防风、葱白煎煮取汁，去渣；粳米按常法煮粥，待粥将熟时加入药汁，煮成稀粥服食。每日早、晚食用。

功效：祛风解表，散寒止痛。适用于外感风寒及风湿痹证。

乌豆粥

组成：黑大豆 500 克(隔日浸泡)，食油 50 克(同煮烂)，白米 1 500 克，白糖 500 克。

制作：白米煮烂后，下黑大豆并加白糖、生姜末适量。每日当粥吃。

功效：祛风胜湿。

羌独芎芍茶

组成：川芎 10 克，羌活、独活各 9 克，大白芍 15 克，大红枣 6 枚。

制作：上药加水 500 毫升，煎煮 30 分钟，取药汁置保温瓶中；再加水 500 毫升，煎煮 30 分钟，取药汁与第 1 煎药汁混匀，代茶饮，1 日内分数次饮完。每日 1 剂。

功效：祛风胜湿，活血止痛。适用于风寒湿痹阻，气血运行不畅，全身肢体、关节多处疼痛。阴虚火旺及气虚之人慎服。

4）瘀痹

活络祛寒茶

组成：生黄芪 15 克，当归、丹参、生乳香、生没药各 12 克，桂枝 6 克，生白芍、生姜各 9 克。

制作：上药共研细末。每次取药末 60 克，置保温瓶中，以沸开水适量冲泡，盖闷 30 分钟后，分数次饮完。每日 1 剂。

功效：通经活络，温中散寒。适用于经络受寒、四肢发搐，如风湿痹痛、上下肢神经痛等。孕妇忌服。

5）虚痹

牛膝蹄筋

组成：牛膝 10 克，蹄筋 100 克，鸡肉 500 克，火腿肉 50 克，蘑菇 25 克，胡椒、味精、盐各 5 克，黄酒 30 克，葱、姜各 10 克。

制作：先将牛膝洗净后，切成斜刀片，蹄筋放入大碗内，加清水适量，上笼蒸约 4 小时，蒸至蹄筋酥软时取出，再用冷水浸漂 2 小时，剥去外层筋膜，洗净。火腿肉洗净后切成丝，蘑菇水发后切成丝。葱、姜洗净后，切成葱段、姜片。另将蹄筋胀发后，切成长节。鸡肉切成六分见方的块。将蹄筋、鸡肉放入碗内，再把牛膝片摆放在鸡肉之上，火腿丝、蘑菇丝拌匀后撒在周围，葱段、姜片放入碗中，再用胡椒粉、味精、黄酒、盐、清汤，调好汤味倒入盛鸡的碗内，上笼蒸约 3 小时。待蹄筋酥烂后即可出笼，拣去葱、姜，再调准口味即成。

功效：祛风湿，强筋骨。

杜仲煮猪腰

组成：猪腰子 1 对，杜仲 15 克，淀粉 5 克，食盐适量，香油少许。

制作：将猪腰剖为 2 片，剔去其中白色筋膜，切薄片，用稀淀粉拌匀。杜仲洗净。锅内加水适量，入杜仲，文火熬约 30 分钟，去滓留汁。大火烧沸药汁，放猪腰入锅，搅散开，再烧沸，放食盐，停火放香油，即成。早晚空腹服食。

功效：补肝肾，益精髓，强筋骨。

苡仁寄生茶

组成：生薏苡仁 180 克，桑寄生、当归身、川续断、苍术（米泔水浸炒）各 40 克。

制作：取上药，共研粗末。每取 30～60 克，置保温瓶中，用沸水 500 毫升冲泡，盖闷 30 分钟后饮用，每日 1 剂。孕妇慎服。

功效：清热利湿，舒筋活络。

姜葱羊肉汤

组成：羊肉100克，生姜15克，大枣5枚，葱、红醋各30克。

制作：上药加水适量，做汤一碗，日食1次。

功效：补气养血，温经通络。

芪桂五加茶

组成：生黄芪10克，川桂枝4.5克，炒白芍7.5克，五加皮6克，生姜2片。

制作：上药捣碎，置保温瓶中，冲入沸水适量，盖闷20分钟，代茶饮用，每日1剂。

功效：补气血，逐风湿。阴虚火旺、月经过多者及孕妇忌服。

3. 穴位保养

幼年特发性关节炎表现以关节痛及发热为主，且幼年发病，中医多责之于虚，以肾虚为主，兼及脾虚及肝肾不足。故平时保养可根据体质所属证型选取任督二脉及肝经、脾经、肾经的穴位进行按摩，一般每次选2～3个穴位，每个穴位按摩10～15分钟，如肾虚为主者可按摩肾俞、太溪、关元；肝肾不足者可按摩三阴交、肝俞、阳陵泉、膈俞；脾虚者可按摩足三里、脾俞、中脘；发热为主者可按摩曲池、合谷、风池、外关。关节疼痛者可参照类风湿关节炎、强直性脊柱炎、银屑病关节炎的穴位进行保养，也可按关节炎发生部位选取疼痛点，中医称阿是穴揉按。

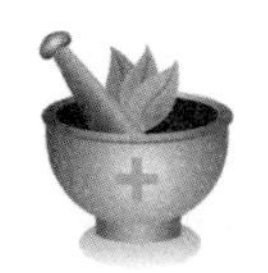

第十四章 纤维肌痛综合征

【疾病概况】

纤维肌痛综合征(fibromyalgia syndrome, FS)是一种病因不明的非关节性风湿病,以慢性广泛性肌肉骨骼疼痛、僵硬为特征,并伴有疲劳、焦虑、睡眠障碍、头痛、肠道刺激症状,关节区胀痛和麻木感,在颈、背、胸、腰、臀、膝等多个部位出现明显压痛。但由于对其认识不足,因此常被误诊为神经官能症。该病过去被称为纤维织炎,但因其本身并无炎症存在,故1990年美国风湿病协会将其正式命名为纤维肌痛综合征。

本病多发于青中年女性。美国报道患此病者占风湿病门诊的10%~30%,就诊普通门诊患者中11.4%患纤维肌痛综合征,显然比类风湿关节炎高。英国调查资料表明,在因病不能工作的人群中,10.9%是由风湿性疾患所致,其中纤维肌痛综合征约占50%。我国尚无流行病学调查资料可供参考。

现代医学的病因病理尚未完全明确,一般认为与多种因素,包括遗传因素、环境因素、性激素、病毒感染、物理创伤、情感伤害有关。虽然纤维肌痛综合征患者在临床上表现为肌肉和软组织的疼痛及压痛,但纤维肌痛综合征的病变部位不在肌肉,大量的临床和实验室研究已经证实纤维肌痛综合征的病变部位在中枢神经系统。

纤维肌痛综合征在中医学文献中无相似病名的记载,但以全身多处肌肉触压痛、僵硬等症状为主要表现，可归属于中医学“周痹”、“肌痹”的范畴。中医认为素体虚弱，脏腑亏虚，正气不足，阴阳失调是本病的主要内因。其中又以肝脾肾亏虚为主，风寒湿热之邪乘虚内侵是外因，病机为禀赋素虚，阴阳失调，气血不足，营卫不和，或者肝郁脾虚，以致风寒湿热之邪乘虚内侵而致病。

本病进程缓慢，初期病邪多留于肌表，阻于经络，气血运行不畅，若辨证准确，治疗及时，病情可以好转；若正虚邪进，肝肾亏虚，脾失健运，气血生化乏源，气血不足则营卫失调，腠理不固，卫外不密，里虚复感外邪，病程迁延难愈，日久则五脏气机紊乱，脏腑经络功能失调，证候错综复杂。

【养生指导】

中医认为纤维肌痛综合征是内因气血不足，肝郁脾虚，外因风寒湿热之邪乘虚内侵而致病。养生指导原则：注意对肺、肝、脾、肾等脏腑气血的调摄，调畅情志，避免各种激发或加重病情活动的诱因，未病之时当补养气血，舒畅情志，注意生活起居；发病后当积极中西医结合治疗，配合中医调摄，防止病情进展。

一、发病前预防

中医学认为，纤维肌痛综合征的发病，与外邪、情志不舒有关，因此保持情志豁达、饮食有节、起居有常，使人体脏腑功能协调、气血调和、阴平阳秘，防止或减轻疾病的发生。

1. 避外邪

预防感冒，室内保持适宜的温度及湿度，避免风寒湿及燥热之邪的侵袭，避免汗出当风。

2. 调饮食

加强营养，饮食有节，咸淡适宜，平素多吃新鲜水果和绿色蔬菜，适当增加坚果和蛋白质的摄入。避免进食刺激性食物，避免进食含糖量高的食物、酒精及咖啡因，因为这些食物会干扰体内钙和镁的吸收，而钙和镁是肌肉健康必不可少的两种矿物质。纤维肌痛患者可能体内缺乏这两种矿物质，而饮酒或吃含糖的食物会加剧其缺失。

3. 调畅情志

本病之发生，中医认为多因情志不舒，忧思郁怒而使肝失调达，气机不畅，肝气郁结所致。注意调畅情志，保持心情愉快，忌大怒、思虑过度、抑郁寡欢。

4. 慎起居

1）进行室内外体育锻炼，增强体质，保持健康体魄，未发病时或缓解期患者可适当参加社会活动和工作，但要注意劳逸结合、适当锻炼、不能过度疲劳。

2）确保充足的睡眠，失眠可能导致本病的发生，而睡眠障碍又是纤维肌痛综合征主要临床表现之一。所以，保证充足的睡眠可以预防本病的发生，也可以缓解本病的疼痛症状。

二、发病后养护

因纤维肌痛综合征以肌肉骨骼疼痛、晨僵、疲劳、睡眠障碍为主要临床表现，故针对这些症状应在纤维肌痛综合征病后养护的基础上注意以下几点。

1. 生活调摄

1）调节自己的情绪，缓解压力，不要长时间进行重复性的活动，养成劳逸结合的习惯。

2）坚持有规律地进行低强度的运动，如散步、游泳、骑自行车、太极、瑜伽、气功等轻度锻炼的运动方式对减轻疼痛和缓解肌肉僵硬，以及增加肌肉灵活性和肌肉力量都是非常有益的。而且运动也有助于改善睡眠质量，充足的睡眠反过来又有利于降低疼痛的敏感度。

2. 饮食调护

纤维肌痛综合征患者中医辨证多为气血两虚，肝气郁结，脾肾两虚，寒湿阻络，湿热阻络之证。故主要针对这几种证型进行饮食调养。

(1) 气血两虚证

1) 归芪炖鸡

原料：黄芪、当归各 30 克，嫩母鸡半只，绍酒、味精、胡椒粉适量。

制作：将嫩母鸡和黄芪、当归炖熟，倒入绍酒、味精及胡椒粉，饮汤吃肉。

功效：益气补血，散风除湿。

2) 田七当归猪蹄汤

原料：去毛猪爪若干块，田七、怀牛膝、续断、当归各 30 克。

制作：田七、牛膝、续断、当归同放入纱布袋中，扎紧封口，与猪蹄爪同放入砂锅，加入料酒，用小火煮至猪蹄爪酥烂，加精盐、味精、五香粉拌和均匀即成，佐餐当菜。

功效：益气补血，散风除湿。

3) 黄瓜焖鳝鱼

原料：黄瓜 150 克，紫苏 10 克，黄鳝 500 克，精盐、味精等适量。

制作：黄鳝去除鳝骨及肚内杂物，用盐擦洗干净，用滚开水去除血水、黏液，切成小块；锅中倒油，烧至八成热，倒入黄鳝，煸炒；放紫苏、黄瓜，加入适量清水，武火煮沸，放入精盐、味精等调味品，搅匀即可食用。

功效：补气益血，祛湿强筋。

(2) 肝气郁结证

1) 玫瑰菊花茶

原料：玫瑰花、菊花各 6 克。

制作：开水冲饮。

功效：疏肝解郁，和血散瘀。

2）山楂菊花茶

原料：生山楂片 20 克，菊花 3 克，草决明 15 克。

制作：上 3 味入保温瓶，沸水泡 30 分钟，频频当茶饮用，连服 1 个月。

功效：清肝活血，祛风通痹。

3）双花粥

原料：玫瑰花、合欢花各 10 克，粳米 50 克。

制作：粳米先加水常法煮粥，粥将熟时加入玫瑰花和合欢花，稍煮片刻，粥熟即可趁热服食。

功效：疏肝解郁，除烦安神。

4）萝卜炒猪肝

原料：白萝卜 500 克，猪肝 250 克，植物油、香油、食盐、大葱、味精、淀粉芡均适量。

制作：萝卜、猪肝切片，先以油煸炒萝卜至八成熟，盛置盘中；再以油炒猪肝 2～3 分钟，然后倒入萝卜再一起炒，将熟，加入调料，稍煸炒，淋入香油，即可食用。

功效：疏肝解郁，养血柔肝。

5）玫瑰花蜜炙羊肉

原料：玫瑰花 30 克，蜂蜜 50 克，羊肉 200 克，食盐、黄酒各适量。

制作：玫瑰花入锅中，加入清水约 300 克，用小火煎汁 20 分钟，弃渣取汁。玫瑰花汁中加入蜂蜜调和备用。再将羊肉洗净切块，用黄酒和食盐把肉块充分拌和，然后放入汁中浸泡约 1 小时，用钢签或竹签穿上羊肉块，置于炉火上慢慢烤熟。在烤的过程中将玫瑰蜜汁涂于羊肉块上至熟透。趁热食用，可分次服完。

功效：理气解郁，和血散瘀。

（3）脾肾两虚证

1）黑豆淮山枸杞红花粥

原料：黑豆、淮山药、枸杞子、粳米各 30 克，红花 15 克。

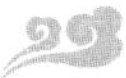

制作：上5味用水常法煮粥。早晚餐服食，可以常服。

功效：健脾益肾，活血通络。

2）板栗炝腰花

原料：生栗子50克，猪腰100克，花椒10粒，味精、盐少许。

制作：板栗煮熟备用，锅中倒油烧至八成热，以花椒炝锅，倒入腰花煸炒，再倒入板栗炒至金黄，加入调料，稍煸炒，即可食用。

功效：健脾和胃，补肾强身。

3）芡实薏米三蛇汤

原料：芡实、薏米、淮山药各50克，老姜1片，三蛇1副（即金脚带、饭铲头、过树榕或三索线，亦可用过山风或其他蛇）。

制作：蛇洗净放入滚水中煮5～10分钟，取起洗净。水10杯煲滚，放入所有材料煲滚，慢火煲4小时，下盐调味即成。

功效：健脾益肾，通络止痛。

（4）寒湿阻络证

1）苡仁豆豉粥

原料：薏苡仁30克，荆芥、豆豉各6克，薄荷3克。

制作：上4味用水常法煮粥。早晚餐服食，可以常服。

功效：健脾祛湿，散风除湿。

2）姜糖薏米粥

原料：薏米50克，糖30克，干姜9克。

制作：先将薏米、干姜加水煮烂成粥，入白糖调味食服。每日1次，连服1个月。

功效：散寒除湿，通络止痛。

3）清炖龙虎凤

原料：鲜蛇壳1条约300克，猫肉、鸡肉各100克，荸荠5个，调料适量。

制作：将全部材料放入炖盅内，炖至猫肉、鸡肉、蛇壳熟烂，去掉蛇壳、鸡骨、猫骨、姜片，撇去油沫，调入味料，拌匀即成。

功效:除湿祛风,通经活络。

4)葡萄根炖猪蹄

原料:猪蹄 1 个,白葡萄根 60 克,黄酒适量。

制作:猪蹄刮洗干净,剖开,放锅内,加洗净切碎的白葡萄根,用黄酒和水各半炖煮,至肉熟即可。

功效:祛风逐寒,活血通络。

(5)湿热阻络证

1)防风薏米粥

原料:防风 10 克,薏米 30 克。

制作:防风、薏米水煮,每日 1 次,连服 1 周。

功效:清热除湿通络。

2)绿豆苡仁粥

原料:绿豆、薏米各 30 克。

制作:绿豆、薏米水煮,每日 1 次,连服 1 周。

功效:清热除湿通络。

3)桑枝鸡

原料:老桑枝 60 克,绿豆 30 克,鸡肉 250 克。

制作:将鸡剖开,取肠杂,洗净,桑枝洗净、切成段,同绿豆放入锅内,加水适量,清钝至肉烂。以盐、姜等调味,即可食用。

功效:清热,祛风,通络。

3. 推拿按摩

沿颈背腰部循督脉、脊柱两旁华佗夹脊穴两侧膀胱经由上而下进行拇指推和掌推手法,直至发热且渗透体内,掌根回旋按揉 10 次左右,用力均匀,以能忍受为度。再用拇指关节面为着力点在每个痛点上由外至内,由轻到重,由浅入深于痛点、条索或结节处施以弹拨法和拇指推法弹拨 20～30 次,拇指轻推 20～30次,使局部痉挛肌肉得以舒缓放松、硬结软化。最后提拿肩井、风池、颈部;点按风池、风府、颈夹脊穴、肩井、秉风、天宗、背夹脊穴、阿是穴等,隔日 1 次,10 次为 1 个疗程。

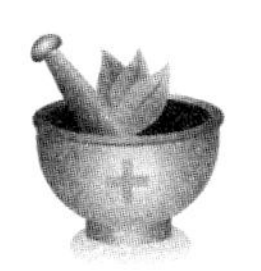

第十五章
强直性脊柱炎

【疾病概况】

强直性脊柱炎(ankylosing spondylitis, AS)是一种慢性炎性疾病,主要侵犯中轴骨骼,以骶髂关节炎为标志。炎症累及滑膜关节和软骨关节以及肌腱、韧带附着于骨的部位(肌腱端),临床可出现这些部位的疼痛肿胀,最后可引起纤维性和骨性强直。强直性脊柱炎男性发病率明显高于女性,发病高峰年龄为15～30岁,30岁以后及8岁以前发病者少见。强直性脊柱炎是我国常见多发的风湿性疾病,其患病率约0.3%。

强直性脊柱炎的确切病因尚未完全阐明,目前已知其是在一定遗传背景下的易感人群对环境因素造成的异常免疫反应所致。强直性脊柱炎有明显家族聚集现象,并与HLA－B27基因呈强关联,即95%的强直性脊柱炎患者可以出现此基因阳性,但反过来,并非此基因阳性的人均会出现强直性脊柱炎。

本病发病缓慢,开始感到腰背部或腰骶部不适或疼痛,尤以久卧(夜间)或久坐时明显,翻身困难,晨起或久坐起立时腰部发僵明显,但活动后减轻。有的患者感臀髋部剧痛,偶尔向周边放射。随病情进展病变由骶髂关节向腰椎、胸颈椎发展,则出现相应部位疼痛、活动受限或脊柱畸形。半数左右患者以外周关节为首发症状,绝大多数患者病程中出现外周关节关节炎症状,以髋、膝、踝和肩关节居多;同时出现肌腱、韧带骨附着点炎。患者全身症状一般较轻。虹膜炎或虹膜睫状体炎见于25%的患者。神经系统症状来自压迫性脊神经炎或坐骨神经痛、椎骨骨折或不全脱位以及慢性进行性马尾综合征，极少数患者出现肺上叶纤维化。其他全身改变包括主动脉瓣关闭不全及传导障碍，肾脏损害少见，主要为IgA肾病和淀粉样变性。

根据强直性脊柱炎的症状隶属于中医学“痹病”的范畴，又称“龟背风”、“骨痹”、“竹节风”、“顽痹”、“脊痹”、“肾痹”、“大偻”等。本病早期以邪实为主，多由外感六淫之邪或外伤而致。日久病邪入里，涉及脏腑，或先天禀赋不足，或后天调摄失宜，房事不节，表现为虚证或虚实夹杂之证。本病的病位在背部督脉，与肝、肾等脏腑关系密切。基本病机是邪滞筋骨，肾督失养。其病性有虚有实，或虚实夹杂之证，实证多为风湿痹阻、瘀血痹阻；虚证多为肝肾阴虚，阳虚督寒。初病未久，邪盛正实，风湿痹阻，瘀血痹阻，故调治应以祛邪化瘀为原则。久病迁延或体虚之人，邪少正虚，多肝肾阴虚，阳虚督寒，故调治应以补肾强督为原则。

【养生指导】

本病因发病年龄轻，患者往往都处于学习、工作的重要阶段，如果没得到恰当的治疗，造成学习、工作能力下降，甚至残疾，对于患者会造成较大影响。本病在临床上表现的轻重程度差异较大，有的患者病情反复持续进展，1～2年内就可以出现明显的脊柱强直以及驼背变形等，更有个别髋关节受累严重者会导致长期卧床或合并股骨头坏死；而有的患者病情亦可长期处于相对静止状态，可以正常工作和生活。但是，发病年龄较小，髋关节受累较早，反复发作虹膜睫状体炎和继发性淀粉样变性，诊断延迟，治疗不及时和不合理，以及不坚持长期功能锻炼者预后差。

强直性脊柱炎防治的目的在于提高患者自身的免疫功能，解除或缓解患者的疼痛，保持或恢复肌肉及关节的功能，防止或

矫正畸形，提高患者的生活自理能力。

中医学认为强直性脊柱炎的发病起于先天禀赋不足或后天调摄失调，房事不节，惊恐或郁怒等，致肝肾亏虚、阳虚督寒，加之风寒湿邪深入而发病，故应注意以下几点。

一、发病前预防

1. 保持精神愉快

疾病的发生与人的精神状态密切相关，七情内伤可直接致病，如郁怒伤肝也可以因七情内伤引起人体阴阳失调、气血亏损、营卫失调，而易为外邪入侵。因此，避免情志过激或闷闷不乐、忧郁寡欢，保持精神愉快可以带来身体健康，正所谓"正气内存，病安从来"。

2. 注意防范风寒、潮湿

本病的成因，与风寒湿等外邪入侵有密切的关系，因此平时注意防范风寒、潮湿等尤为重要，特别是在身体虚弱的时候，预防感冒和感染；当季节变化、气候剧变的时候，要及时增减衣服；夏日酷暑或炎夏季节，不可当风而卧；劳动时汗出勿吹风受凉，不可乘身热汗出便入冷水洗浴；里衣汗湿之后应及时换洗；居处潮湿或梅雨季节，晴天宜经常日晒，以祛潮气，天晴时更宜打开窗户，以通风去湿。在日常生活中注意避风、防寒、去湿，截其来路，是预防调养之良策。

3. 避免外伤、劳损

跌扑损伤、高处坠落等外伤因素，也可损伤筋骨关节，而诱发本病，故需避免外伤、劳损。

4. 劳逸结合，注意维持正常的姿势和活动能力

青少年学习、工作压力大，久坐，少运动，使他们成了强直性脊柱炎这种疾病的高发人群。因此预防强直性脊柱炎要合理地安排学习、工作时间。科学合理地进行体育锻炼特别重要，从根本上起到预防强直性脊柱炎的作用。

二、发病后养护

1. 保持良好心态

全面了解强直性脊柱炎的来龙去脉，树立战胜疾病的信心，认识治疗的意义及其长期性，消除紧张、焦虑、抑郁和恐惧的心理，配合治疗，坚持治疗，使疾病处于相对静止状态，达到正常生活、工作的目的。

2. 合理的饮食营养

强直性脊柱炎患者对饮食并无禁忌，当患者因关节疼痛或其他症状折磨，引起厌食、贫血等并发症时，需要在日常饮食中合理增加营养，一般应予高蛋白、高维生素、富含钙质和铁质且易消化的食物，勿过食生冷和肥甘。饮食宜多样化，保持营养均衡。对于不同症状体质的患者，食疗的方法也不尽相同。举例如下。

(1) 桂浆粥

原料：肉桂 2～3 克，粳米 50～100 克，红糖适量。

制作：将肉桂煎汁去渣，再用粳米煮粥，待粥煮沸后，调入肉桂汁及红糖，同煮为粥。

功效：温经散寒，适用于阳虚督寒、寒湿阻络者。

(2) 薏苡仁粥

原料：薏苡仁 150 克，生地 20 克，杞子、荆芥、葱白各 15 克，豆豉 30 克。

制作：生地、杞子、荆芥、葱白、豆豉煎汁去渣，药汁中加入薏苡仁，煮至薏苡仁开裂酥烂即可食用。

功效：健脾化湿、补益肝肾，适用于肝肾阴虚、风湿阻络者。

(3) 羊肉干姜汤

原料：羊肉 500 克，干姜 30 克。

制作：将羊肉洗净切成小块，焯水，去浮沫。加清水 1 000 毫升，加入干姜、葱、黄酒、盐等，大火煮开 5 分钟，文火煮 30 分钟，分次食用。

功效：温中益肾，适用于肾阳亏虚、风寒阻络者，冬天复发者更宜。

(4) 木瓜茯苓汤

原料：木瓜、茯苓各25克。

制作：将木瓜洗净切成小块，茯苓洗净切成小片，同置锅中，加清水250毫升，大火煮开3分钟，文火煮20分钟，去渣取汁，分次饮用。

功效：健脾化湿，适用于湿邪偏胜、肢体肿胀者。

3. 注意工作起居

除少数患者因全身症状严重和疼痛明显需短期卧床休息外，大多数患者都能坚持工作，但要注意保护腰背，避免过于负重或闪挫或劳损，减少或避免引起持续性疼痛的体力活动。至少每工作1～2小时起来活动1次。生活起居上，患者的房间最好向阳、通风，室内干燥，切忌住在潮湿阴冷的地方。可适度做家务，但应避免一个姿势的时间过久。房事适度，强直性脊柱炎患者性生活要节制，在关节疼痛的活动期最好不要有性生活。强直性脊柱炎可导致脊柱弯曲，胸廓活动受限，肺功能下降，戒烟对延缓患者肺功能的减退有帮助。在感受外邪之后，应积极彻底治疗，防止病邪内传。当患者步行有困难时，可借助步行辅助工具，如步行器、拐杖等，以减少下肢受累关节负重，帮助支持体重，保持平衡。当患者弯腰拾物、仰头伸腰取物等动作有困难时，可借助日常生活活动辅助取物器及穿袜器等。驾驶汽车，要调整座椅的头垫高度使之垫在颈后。倒车有困难时，应该安装宽视野的后视镜。

4. 注意维持正确的姿势

为防止脊柱畸形，保持正常的活动功能，应睡硬板床，常取仰卧位休息，而不取侧卧位，以免加重颈前屈和胸椎后突。睡眠时宜用低枕，一旦出现上胸椎及颈椎受累，应尽量选择低平的枕头，这样不仅可以避免畸形，而且还能减轻夜间疼痛和僵硬感觉。站立时应尽量挺胸、收腹和双眼平视，坐位时应尽量挺直腰背。定期测量身高，保持身高记录，是防止不易发现的早期脊柱弯曲的一种有效方法。

5. 适宜的运动方式

根据具体情况积极参加体育运动，以增强体质，提高机体抗御外邪的能力。每日应按时进行锻炼，锻炼应循序渐进，持之以恒。锻炼的目的是维持脊柱生理曲度，防止畸形；保持良好的胸廓活动度，避免影响呼吸功能；防止或减轻肢体因废用而致肌肉萎缩，并维持骨密度和强度，防止骨质疏松。运动包括保持脊柱灵活性的运动，如颈、腰各个方向的运动、转动等；维持胸廓活动度的运动，如深呼吸、扩胸运动等；肢体运动，如散步，做一些体操等。太极拳动作缓慢、轻柔，对本病有一定帮助。为防止脊柱损伤，应该避免突然下落和碰撞的运动。脊柱和髋关节有轻度屈曲畸形的患者，每日可进行 1～2 次的俯卧，每次 15～30 分钟。利用自身体重作对抗性牵引，以达到纠正畸形的目的。在适宜的水温下游泳，既包括扩胸运动，又有肢体活动，还有利于维持脊柱正常生理曲度，是强直性脊柱炎患者较好的锻炼方法。严禁跳水，以防造成颈椎损伤。跑步有可能加重强直性脊柱炎的症状，尤其是髋关节受累者更不宜提倡，竞技体育也应避免。运动以后可能会增加关节疼痛，如经短期休息即能缓解，则属于正常；如运动后新增加的疼痛持续 2 小时以上，或者运动引起的疲劳、不适难以恢复，则说明运动已过度，应适当调整运动量、运动类型，甚至暂停，进行休息。

6. 家庭保健

对强直性脊柱炎患者进行有效的日常保健，可以缓解病症，控制病情发展，改善患者情绪，提高治疗信心，加快恢复的进程。强直性脊柱炎患者常用的家庭保健方法主要包括家庭澡浴和家庭推拿。

(1) 家庭澡浴

可用针对患者的中药处方药渣，用纱布包好，加水 5 千克，煎 30 分钟后倒入浴缸，另加 5 千克热水混之，趁热洗浴，浸泡全身，每次约 20 分钟。

(2) 家庭推拿法

患者取俯卧位，术者以双手拇指着力按压腰眼，顺时针方向揉动，并由外向脊柱方向推动腰肌。然后用掌根沿脊柱两侧外 1 寸(0.03 米)，由下而上按揉腰肌 10 次。再用拇指着力同样方法 10 次，沿脊椎两侧按揉 10 次。最后叩击后背，以放松为度。

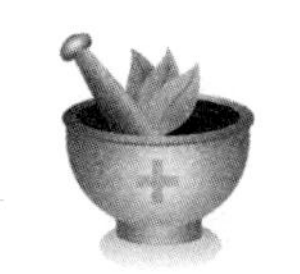

第十六章 银屑病关节炎

【疾病概况】

银屑病关节炎(psoriatic arthritis, PsA)又称牛皮癣关节炎或关节病型银屑病，是一种与银屑病相关的炎性关节病。我国银屑病患病率为 1.23%，关节炎在银屑病患者中的患病率高达 7%～42%。男女性之比大致相等，平均发病年龄 32～45 岁。

本病的病因不明。其家族性发病率高，表明与遗传有着一定关系。关于本病的遗传方式迄今尚无定论，多数认为是多因素性遗传。另外，免疫异常、代谢异常、细菌抗原可能与银屑病关节炎的发病相关。精神因素、外伤、季节变化、内分泌改变、血流动力学的改变及某些药物(如心得宁)均可诱发或使本病加重。

多数患者银屑病发生于关节炎之前，但约 15% 的患者关节炎发生在银屑病之前。约 2/3 的患者起病缓慢，1/3 的患者呈急性发作。本病以累及指关节、趾关节、掌指关节、跖趾关节等手足小关节为主，也可累及腕关节、肘关节及膝关节等四肢大关节，少数可累及骶髂关节及脊柱。关节受累常不对称，远端指间关节最易受累，早期累及手关节较足关节多见。关节除疼痛外，可伴有红肿、晨僵，日久可出现关节强直、畸形及不同程度的功能障碍，少数引起残废。皮肤损害有典型的鳞屑型皮疹，大小不

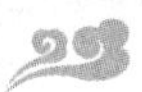

一，轻刮皮疹有出血，严重者可见剥脱和红皮病性银屑病。可有指甲病变，表现为指甲有顶针样凹陷、甲下角化过度、增厚、变色、横嵴或指甲脱落。本病可伴发其他系统损害，常见的有眼部炎症、胃肠道炎症、心脏病等。

银屑病关节炎属皮肤与关节同病，其银屑病表现属中医学“白疕”、“白屑风”、“松皮癣”等范畴。关节表现与中医学“骨痹”、“肾痹”描述相似，属“痹证”的范畴。中医学认为，本病病因多由机体血虚燥热，复感外邪，皮肤关节失气血之润所致。其病机或以感受外来风热、湿热之邪为主，或以内伤情志不遂为主，又可常因饮食诱发或加重。疾病不同阶段，病机有所侧重。早期以风热上犯，侵于咽喉，注于血分，灼伤津液致阴虚血燥为主，皮癣发生、发展迅速，呈鲜红色，新皮癣接连涌现，关节红肿热痛明显。中期湿热蕴结，皮肤湿烂或有脓疮火疱，关节红肿灼热疼痛。晚期则肝肾亏虚，关节变形，甚至发生胁痛、黄疸、水肿等症。初期当以清热凉血、疏风润燥为主，佐以清喉利咽；中期当以清热解毒、疏风化湿为主，佐以活血通络；晚期当以滋养肝肾为主，佐以祛风活血。在疾病发展过程中，经络瘀滞贯穿于本病全程，故活血化瘀大法可用于整个治疗过程中。

【养生指导】

发病前预防

1. 保持精神愉快

疾病的发生与人的精神状态密切相关，七情内伤可直接致病，也可以郁怒伤肝而致七情内伤引起人体阴阳失调、气血亏损、抵抗力减弱，而易为外邪入侵。因此，避免情志过激或闷闷不乐、忧郁寡欢，保持精神愉快带来身体健康，正气内存，病安从来。加强身体锻炼，生活规律，保持愉快的心情以提高机体免疫功能。

2. 注意预防感染

本病的成因与感染有一定的关系，因此平时预防感冒和感染尤为重要；当季节变化、气候剧变的时候，要及时增减衣服；酷暑或炎夏分娩，不可当风而卧；劳动时汗出勿当风受凉，不可乘身热汗出便入冷水洗浴；里衣汗湿之后应及时换洗；居处潮湿或阴雨连绵，则应趁晴天经常暴晒，以祛潮气，天晴时更宜打开窗户，通风去湿。

3. 避免外伤、劳损

跌扑损伤、高处坠落等外伤因素，也可损伤筋骨关节，而诱发本病，故需避免外伤、劳损。

4. 避免各种物理性和化学性损伤

如烫伤、冻伤、化学烧伤、动物或昆虫叮咬、搔抓、针刺、染发、挫伤等，以免诱发本病。

二、发病后养护

1. 保持良好心态

银屑病关节炎易反复发作，且影响容貌，患者极易产生悲观、消极及自卑情绪，故应提高对本病的认识。银屑病关节炎的加重往往与精神因素有关。有资料显示，银屑病关节炎患者75%以上伴有急躁、易怒等不良情绪，很多患者因精神刺激而发病或加重；反之，也有患者因心情开朗，皮损减轻甚至消退。因此，树立战胜疾病的信心，保持健康、乐观的心理是预防银屑病关节炎复发和加重的重要因素。患者应正确对待，积极治疗，消除恐惧，加强自身保健，从而提高药物治疗的效果。

2. 合理的饮食营养

(1) 适当忌口

可以诱发或加重银屑病关节炎的饮食中动物类有鱼虾、羊肉、鸡肉、牛肉及羊奶、猪头肉、鹅肉、兔子肉等；辛辣刺激性食物有酒、生葱、生蒜、辣椒等；其他如香菜、香椿、韭菜等。一般患者应忌食鱼虾海味、辛辣食物和羊肉。脂肪摄入量过多也会使皮脂腺分泌过多，加快皮屑的产生，从而加重面部牛皮癣症状。因此，面部牛皮癣患者要注意少吃脂肪含量高的食物。但是对于发热、剥脱性皮损的患者，需进食高蛋白、高能量、高维生素饮食，过分忌口不仅给患者造成心理压力，而且由于机体缺乏某些必需的营养元素，导致机体免疫功能进一步下降以及代谢障碍，反而不利于病情的恢复。

(2) 适宜多食的食物

1) 白菜　白菜是生活中很常见的蔬菜，也是大家在秋冬季节里餐桌上的主要蔬菜之一。白菜对于牛皮癣患者来说是很有益处的，因为它含有很丰富的钙、磷、铁等微量元素，以及胡萝卜素，还有维生素 C。这些维生素和微量元素对于患者因皮肤脱皮而造成的身体症状具有很好的作用的。另外，它含有蛋白质，也是患者所需的。

2) 胡萝卜　这种蔬菜也是牛皮癣患者适合多吃的蔬菜。它含有很丰富的胡萝卜素，多食可以补充患者身体所需的维生素 A。

3) 白萝卜　它不仅含有很多人体所需的微量元素和维生素等物质，最主要的是它有清热解毒、祛瘀、消食等作用。这对于缓解患者的皮肤红肿症状无疑是很有帮助的。

4) 茄子　茄子含有蛋白质、钙、磷、胡萝卜素，还有烟酸等。主要功效是活血凉血、祛风消肿，对牛皮癣患者也是有益处的。

5) 芋头　很少有人会经常做芋头吃，但是它却对牛皮癣疾病的治疗和疾病愈合有很大的帮助作用。它具有蛋白质、淀粉、钙、磷、铁及维生素等物质，在治病功效上主要有清热解毒、祛瘀消肿、化痰软坚、补虚止痛，还有强健筋骨的作用。

3. 食疗方法

(1) 凉拌肉皮冻

原料：肉皮 200 克，胡萝卜丁、青豆丁、豆腐干丁及调味品适量。

制作：将肉皮洗净，刮去肥油，加水500毫升，微火炖1.5小时以上，纳入胡萝卜丁、青豆丁、豆腐干丁，并依个人口味加入适量调味品，待凉成冻后切块食用。

功效：滋阴补阳、柔润肌肤，适于血虚风燥证患者。

(2) 凉拌苦瓜

原料：苦瓜200克，麻油适量，味精、盐少许。

制作：将苦瓜洗净去瓤，切丝焯过、加麻油适量，味精、盐少许，然后拌匀即可。

功效：清热泻火，适于血热风燥证者。

4. 工作起居

整个病程中要重视控制感染因素，如避免感冒发热，防止咽炎、扁桃体炎等。秋冬季节，气候渐渐寒凉，若将息失宜，调摄不当，容易发生外感等病。所以在秋冬季节应特别注意调护，适应气候变化，随时增减衣服，遵循生活规律，勿熬夜，及时治疗感冒发热、肺炎、胃肠炎等，对于经常患扁桃体炎的银屑病关节炎患者，应摘除扁桃体，减少发病的机会。沐浴时，水温要适度，切忌贪一时止痒而烫伤。为防范冬季复发，可经常进行慢跑、登山等活动，使身体微微出汗，有防范复发的效果。对不太严重的银屑病患者，可多晒太阳，穿薄的浅色的衣裤，尽量剪短发，以利紫外线的透入。

5. 家庭保健

切勿疏远、更不能歧视患者。银屑病是一种慢性炎症性皮肤病，但并非由传染性致病因素引起。现代医学检测手段已达到相当高的水平，但至今未能证实本病有传染性，亦未发觉夫妻之间有传染性。对于急性期的患者应尽量避免使用沐浴露、肥皂或热敷，以防皮损加重，可局部使用中药，如三黄洗剂、黄连素冷霜等。而对于静止期及消退期的患者可进行关节活动锻炼并每日温水沐浴，促进血液循环，以帮助鳞屑脱落，增强抵抗力。

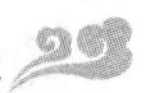

此外，要注意保暖，防止受凉。严禁使用碱性洗涤剂洗浴，可以常洗温泉或药浴。

6. 拔罐疗法

以大椎、肩髃为主穴，局部关节及阿是穴为配穴，进行拔罐治疗。

7. 中药熏洗

原料：伸筋草、透骨草、苏木各30克，海洞皮、黄柏、苦参、红花各15克，蛇床子10克。

制作：上药加水煎成500毫升，熏洗四肢关节肿痛处。每次10～15分钟，每日1～2次。

功效：清热燥湿，活血通络。

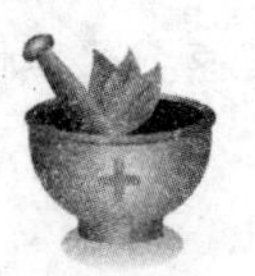

第十七章 炎性肠病性关节炎

【疾病概况】

炎性肠病性关节炎(arthritis with inflammatory bowel disease)主要是指溃疡性结肠炎与克罗恩病这两种炎性肠病引起的关节病变的称谓。两者病因及发病机制不明,认为可能与感染、遗传、免疫、过敏、神经精神等因素有关。此类疾病患者中HLA－B27阳性率50%～80%,提示HLA－B27抗原在发病中起了一定作用。也有认为本病是一种反应性关节炎。

在中医文献中,无“炎性肠病性关节炎”这一病名,但根据其临床表现属于中医学“痹病”的范畴,与传统医学的“痢后风”、“痢后鹤膝风”等病症相似。溃疡性结肠炎和克罗恩病临床表现有反复发作的腹痛、腹泻、食欲减退、消瘦、贫血,与中医学“久泻”相似,溃疡性结肠炎可引起脓血和黏液便、里急后重,又与“痢疾”相吻合。炎性肠病性关节炎虽属“痹证”,但并非单纯形体病变,因发病多在肠道症状之后。中医学认为其病因病机为邪蕴脏腑,邪毒湿热流注关节,阻滞经脉气血,外窜筋骨,而致“肠痹”。

炎性肠病性关节炎是主要累及周围关节炎、中轴关节炎病(脊柱炎和骶髂关节炎)、骨骼和肌肉病变。关节症状大多在肠病后几年内发病,也有约10%发生在肠道症状之前,呈发作性,每次发作可持续1～2个月,少数长达数月至数年。一般发作1～3次,每次发作后症状可完全消失,不遗留功能障碍或永久性

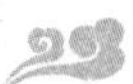

关节破坏。

炎性肠病性关节炎初病一般病位在里，由于寒、湿热、疫毒等邪蕴积大小肠而致热毒闭阻经络，流注关节，关节失濡表现为关节炎症为主者，为本虚标实之证。经合理调治，扶正祛邪，使寒湿或湿热除去，湿毒清解，多可获正气恢复，不留任何关节畸形等后遗症。

【养生指导】

一、发病前预防

1. 养成良好的生活习惯

经常熬夜、长期疲劳是炎性肠病性关节炎的可能诱因。吸烟或被动吸烟与克罗恩病发病和复发有关。因此要改变不良的生活习惯，生活起居有规律，戒烟是预防炎性肠病性关节炎的有效措施。睡好觉就能有充沛的精力继续工作娱乐。如果连续几个小时坐在办公桌旁或电脑前，最好每隔 40～45 分钟起来活动一下。整天考虑问题会消耗精力，不妨从纷繁的思绪中抽出 30 分钟放松一下。

2. 改变不良的饮食习惯

西方化的饮食、冰箱普及使用、精细饮食等，都是诱发炎症性肠病的主要原因。过度食用冰箱食物、饮食习惯不良者都需要引起注意。过多的肉类、动物脂肪和动物蛋白摄入可能与儿童克罗恩病发病和复发有关。要预防炎性肠病性关节炎，选择少渣、少刺激的饮食，而无污染饮食、无添加剂饮食可以降低本病的发病和复发。

二、发病后养护

1. 保持良好心态

炎性肠病性关节炎通常可自行缓解，虽然常会反复发作，但预后良好，一般不会引起关节畸形。患者应该保持良好心态，乐观、豁达，树立战胜疾病的信心。

2. 合理的饮食营养

炎性肠病性关节炎患者的饮食应该简单少渣而富营养，经充分烹饪，将食物小分子化，减少胃肠道刺激。有报道，精制糖（白糖）要避免，但可以用粗糖（红糖、砂糖）代替。炎性肠病发作时要少食多餐，每3～4小时进食1次，每日进食5餐，每次的量可以比平时的一日三餐少一点；减少油腻和油炸食物的摄入；如果有乳糖不耐的话，应减少牛奶和奶制品的摄入；限制高纤维食物摄入，如坚果、玉米，一些蔬菜、高纤维食物会促进肠道蠕动，一般建议以低纤维、少渣饮食为妥。膳食应该供给足量的能量及优质蛋白质、无机盐、维生素，忌刺激性食物（如辣椒、酒、冷饮等）。因本病患者多缺乏叶酸、维生素A、维生素B_6、维生素D、维生素K、钙、铁等多种营养素，应进食富含以上营养素的食物。

3. 食疗方法

（1）赤小豆粥

原料：赤小豆30克，白米50克。

制作：先煮赤小豆至熟，再加入白米作粥。

功效：健脾和胃，清化湿热。

（2）防风苡米粥

原料：防风10克，苡米30克。

制作：上2味煮粥连服1周。

功效：清热除痹。

4. 家庭保健

1）用食盐500克，小茴香120克，共入锅内炒热，用布包熨痛处。

2）关节红肿热痛者，可以选择仙人掌捣糊外涂，或选用绿豆粉与蛋清调糊外敷。

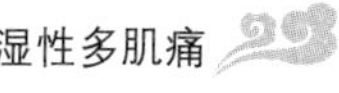

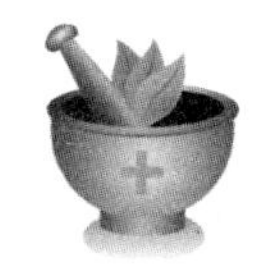

第十八章 风湿性多肌痛

【疾病概况】

风湿性多肌痛(polymyalgiarheumatica, PMR)于1952年被Barber首次描述。其临床特点多见于50岁以上老年人,白种人患病率极高,而在黑种人和亚洲人中少见。女性好发,发病率约2倍于男性。国外报道年发病率为52.5/10万人,成为西方老年人最常见的血管炎病。该病是一种临床综合征。特点是对称性肩胛带、骨盆带及颈部肌肉痛伴晨僵、疲劳、红细胞沉降率增快。但肌压痛及肌力减弱不显著,肌活检、肌酶谱、肌电图均正常,有别于多发性肌炎。该病可单独发生也可与颞动脉炎同时出现。如并发颞动脉炎者,可出现头痛、头皮触痛、视力模糊、失明及颌部间歇性运动障碍。本病起病隐袭,可有低热、乏力、倦怠、体重下降等全身症状。肌肉僵痛一般以晨间或休息之后再活动时明显。急性发病者,往往在夜间上床时尚无不适,但早上醒来时全身酸痛僵硬难忍。这些活动障碍并非肌无力引起,故不像多发性肌炎那样有肌力明显减退的表现,其僵痛的发生乃因肌肉关节僵硬所致,活动之后可渐缓解或减轻。无论患者的主诉如何严重,其体格检查阳性体征却较少,故存在主诉与体征程度的不一致性,同时部分患者可有轻度贫血,肩及膝关节轻度压痛、肿胀或少许滑膜积液证,病变关节处关节镜检查证实可有滑膜炎存在。但PMR滑膜炎很少引起典型的关节旁骨质疏松和侵蚀，且与类风湿关节炎关节分布部位及严重程度也不尽相同。其病因及发病机制尚不清楚，研究认为 PMR 与 HLA－DR4 基因相关，提示遗传易感性可能是本病的发病原因之一。另外本病与年龄、内分泌激素变化也有一定相关性。本病轻型患者对非甾体类抗炎药反应良好，如无效者加用小剂量激素（每日10～15 毫克）治疗效果较好，且无内脏系统损害。如不发展成为巨细胞动脉炎，则预后较佳。但激素减量过快易复发。

本病属于中医学“痹证”的范畴，相当于中医学行痹、肌痹。其病因病机主要是肝肾不足或肺脾亏虚之体，外感风寒湿邪，或内有气血亏虚或阻滞，导致经脉气血运行不畅，局部出现僵硬疼痛表现。

【养生指导】

本病因为发病年龄以老年人多见，老年人随着年龄增长，肾气亏虚，体质下降，常常表现为正气不足，机体卫外不固；风寒湿邪乘虚侵入，导致经气不利，经络气血运行不畅，血热瘀滞，不通则痛。或年老体虚，脾肾两亏，气血生化无源，肌肉筋经失养，不荣则痛。养生指导的原则：培护正气，尤重营卫，不使风寒湿邪内侵；调护脏腑，尤重脾肾，使气血津精生化有源。

一、发病前预防

对于典型对称性颈、肩胛带或骨盆带近端肌肉酸痛、僵硬不适要引起足够重视，及时到专科医院就诊，特别注意与颈椎病、肩周炎、坐骨神经痛、梨状肌综合征等慢性疼痛疾病相鉴别。

1. 生活调摄

1）加强锻炼，增强身体素质　经常参加体育锻炼大有好处，如保健体操、气功、太极拳、广播操、散步等。凡坚持体育锻炼的人，身体强壮，抗病能力强，很少患病，其抗御风寒湿邪侵袭的能力比一般没经过体育锻炼者强得多。

2）避免风寒湿邪侵袭　防止受寒、淋雨和受潮，关节处要注意保暖，不穿湿衣、湿鞋、湿袜等。夏季暑热，不要贪凉受露、暴饮冷食等。秋季气候干燥，但秋风送爽，天气转凉，要防止受风寒侵袭。冬季寒风刺骨，尤其需要注意保暖。

3）注意劳逸结合　饮食有节、起居有常、劳逸结合是强身保健的主要措施。临床上，有些风湿性疾病患者的病情虽然基本控制，处于疾病恢复期，往往由于劳累而重新加重或复发，所以要劳逸结合，活动与休息要适度。

2. 饮食调摄

1）偏热型　多有口干、口渴、大便干结、小便黄赤、脸色偏红、病变部位有红肿热痛等表现。因此，忌食温燥伤阴食物，如生姜、大蒜、辣椒、花椒、八角、桂皮、洋葱、荔枝、狗肉、羊肉、猪肝、猪肚等。同时忌可可、咖啡等兴奋刺激性饮料。饮食宜清凉，多吃苦瓜、冬瓜、黄瓜、丝瓜、萝卜、芹菜、荸荠、绿豆等清热的菜蔬，以及河鱼、河虾、鸭肉、蟹、甲鱼、田螺、田鸡等寒凉的动物性食物。

2）偏寒型　多有怕冷、脸色偏白、病变部位疼痛却肿而不红，喜欢热敷等表现。宜食用温热甚至辛辣类的食物，如羊肉、牛肉、狗肉、雀肉等，烹饪时可加葱、姜、胡椒、肉桂等辛温的调料。

3）偏风湿热型　多有面红怕热怕风、关节红肿热痛或有走窜等表现。食疗中宜多吃清凉食品，如金银花露、菊花茶、薏苡仁粥、绿豆、芦根等；同时以北黄芪、忍冬藤、海风藤、黄柏、牛膝等药食兼用之品在食疗中配餐或水煎内服，往往有助于症状的改善。

脾虚生湿，故上述两型患者平时还可多食萝卜、薏苡仁、芡实、玉米、扁豆等健脾化湿的食物，以改善病情；肾主骨，多吃芝麻、核桃等补肾食品对风湿性多肌痛的缓解也有利。

3. 食疗方

(1) 木瓜薏仁粥

原料：木瓜 1 个，蒸熟去皮备用，薏米 100 克，大米 50 克。

制作：上述 3 味在高压锅中煮熟，闷烂成稠粥，可作为 1 日的食用量，根据口味既可当主食，也可加点糖作为两餐之间的加餐。

功效：木瓜、薏苡均有祛风湿、清湿热、通经络、舒筋骨、止痹痛的作用，同时这些药物又都是食物，口感很好，易于消化。适用于湿热偏重者。

(2) 生姜蛇肉粥

原料：蛇肉（带骨）100 克，生姜 30 克，粳米 25 克，葱段、川椒适量。

制作：上述 3 味煮熟闷烂成稠粥，酌加葱段、川椒。

功效：蛇肉本身具有祛风除湿止痛的疗效。适用于寒湿偏重者。

二、发病后养护

1. 外洗方

(1) 风寒湿型

治则：祛风散寒、除风通络。

1) 取虎杖、桃树枝、杨树枝、桑树枝、槐树枝各 250 克，煎煮后倒入桶内，先熏后洗。每日 2 次，每次 30～60 分钟。

2) 取羌活、独活、威灵仙、松树针、狗脊各 60 克，煎煮后趁热熏洗患处。每日 1～2 次，每次 30～60 分钟。

3) 取制川乌、制草乌、透骨草、片姜黄、海桐皮、威灵仙、苏木、五加皮、红花各 15 克，共研烩末，用纱布包后，加水煮沸 20 分钟，趁热熏洗处。每日 1～2 次，每次 30～60 分钟。

4) 透骨草、刘寄奴、苏木、赤芍、红花、羌活、独活、秦艽、防风、艾叶、威灵仙、甲珠、乌梅、木瓜各等分煎汤熏洗。应用于软

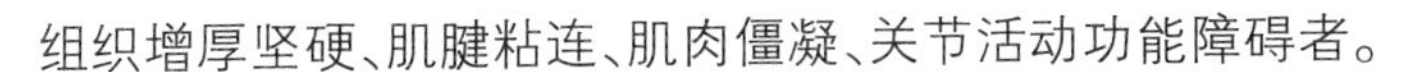

组织增厚坚硬、肌腱粘连、肌肉僵凝、关节活动功能障碍者。

(2) 风湿热型

治则：祛风除湿、清热通络。

1) 蒲公英、苦参、黄柏、透骨草、元胡、当归、姜黄、海桐皮、威灵仙、川牛膝、五加皮、红花、土茯苓各等分煎汤熏洗。

2) 制川乌、制草乌、制南星、制半夏、芒硝、白藓皮、土茯苓、苏木、赤芍、丹皮煎汤熏洗。

2. 针灸疗法

(1) 风寒湿型

治则：祛风散寒，除风通络。

主穴：风门、阳陵泉、脾俞、肾俞、关元。

配穴：脊柱关节痛加夹背穴(患部)；骶髂关节痛加小肠俞、膀胱俞；肩关节痛加天宗、肩髃、臑俞；肘关节痛加曲池、天井、手三里；腕关节痛加阳溪、阳池、腕骨；指间关节痛加四缝、天应；掌指关节痛加外关、八邪、上八邪；髋关节痛加秩边、环跳、居髎、悬钟；膝关节痛加膝眼、梁丘、曲泉；踝关节痛加解溪、丘虚、昆仑；跖趾关节痛加八风、束骨、公孙。

操作方法：进针得气后行提插捻转补泻法，留针 20 分钟，也可用温针，或温灸 10～15 分钟。

疗程：急性期或病情较重者，可每日针 1 次，慢性期则隔日 1 次，10 次为 1 个疗程。

(2) 风湿热型

治则：祛风除湿，清热通络。

处方：大椎、曲池、脾俞、阴陵泉、三焦俞。

操作方法：进针得气后行提插捻转补泻法，留针 20 分钟。

疗程：急性期可每日针刺 1 次，慢性期隔日 1 次，10 次为 1 个疗程。

(3) 肾虚寒凝型

治则：补益肝肾，温阳化瘀。

处方：肾俞、肝俞、脾俞、膈俞、丰隆、足三里。

操作方法：进针得气后行提插捻转补泻法，留针20～30分钟。

疗程：隔日1次，10次为1个疗程。

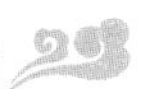

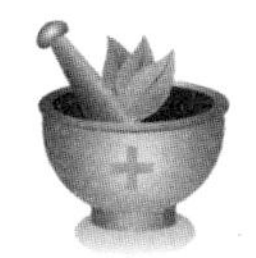

第十九章 混合性结缔组织病

【疾病概况】

混合性结缔组织病(mixed connective tissue disease, MCTD)是1972年Sharp等提出的一种新的结缔组织病,其特征为临床具有类似于红斑狼疮、系统性硬化症、多发性肌炎和皮肌炎以及类风湿关节炎的混合性表现,并有血清学高滴度的抗核糖核蛋白(RNP)抗体。目前对混合性结缔组织病究竟代表一独立疾病,还是系统性红斑狼疮、硬皮病或多发性肌炎的亚型,或者是重叠综合征的一个类型,颇有争论。现在对混合性结缔组织病患病率不详,一般估计可能高于多发性肌炎,而少于系统性红斑狼疮。发病年龄在4～80岁之间,平均年龄37岁,女性约占80%,多于男性。

由于混合性结缔组织病的不同临床表现,在中医学文献中无相似的病名,与"皮痹"、"肌痹"、"周痹"、"阴阳毒"、"历节病"等有相似之处;有肾炎、肾功能损害者属"肾痹"、"水肿";有肝脏损害者属"肝痹"、"黄疸"、"胁痛";有急性心内膜炎、心肌损害者属"心痹";有肺功能异常、呼吸困难者属"肺痹"、"喘证";食管功能障碍临床出现吞咽困难、恶心、呕吐、腹痛、腹泻者将其归入"脾痹";雷诺征表现者属"脉痹"、"手气"等范畴;出现多脏器损害者列入"虚劳"的范畴。

【养生指导】

混合性结缔组织病病因病机比较复杂,多由先天禀赋不足、阴阳气血亏虚或失衡;外感六淫之邪,自毛皮乘虚而入,客于肌肤经络之间,营卫不和;或由后天饮食偏嗜,伤及脾阳;或由劳倦过度,病后失养;或因内伤情志,损及脏腑、气血等,日久造成脏腑功能紊乱,气血凝滞,瘀血痰阻,血脉不通,皮肤受损,渐及皮肉筋骨,则病变由表入里,损及脏腑而发本病。先天禀赋不足和后天失于调摄是发病的重要因素。

养生指导原则:调和营卫,以免营卫受伤,诱发或加重本病发生;调和气血,使得气血流畅,荣养各脏腑以及皮肤、肌肉、关节和四肢末梢。

一、发病前预防

对于平时有双手雷诺现象、手指腊肠样肿胀、指尖皮肤坚硬、关节疼痛、吞咽困难、局部皮肤变紧变硬、面部皮疹等现象者应积极到专科医院就诊,以明确诊断。确诊为混合性结缔组织病患者应积极配合中西医结合治疗,对该病有一个正确的认识;若无内脏受累者,预后较好,应积极树立战胜疾病的信心。

1. 生活调摄

1) 适寒温　注意保温,防止受凉,寒冷季节保持室温,外出应戴手套。洗脸、洗衣不用冷水,特别是有雷诺现象患者。

2) 避阳光　有面部皮疹或红斑的患者应避免强烈日晒,春夏季阳光较强时,外出应涂防光剂,撑遮阳伞。

3) 适劳逸　注意适当活动,不宜过度劳累,特别是对于关节疼痛肿胀及肌肉酸痛无力的患者。

4) 畅情志　对于有雷诺现象患者应避免精神紧张,适当进行自我心理调适。

5) 增加营养　多进高蛋白、高能量饮食;类似硬皮病而致食管受累者，进食宜细嚼慢咽，忌进冷饮冷食，避免辛辣过烫食物，易少食多餐，以温软易消化的食物为主，进食后不要立即平卧，以免食物反流。

6）避免使用血管收缩药　避免使用麦角碱和肾上腺素类药物以加重四肢血管痉挛，避免受冷或手外伤等加重血管收缩的因素。

7）控制感染　控制感染处理慢性病灶，经常使用凡士林、抗生素软膏、尿素软膏等避免或减轻皮肤干燥硬化及指（趾）溃疡。

2. 饮食调摄

一般宜进食高蛋白、高能量、易消化的食物，少食辛辣刺激及生冷、油腻之物。注意点如下。

（1）饮食要节制

饮食要定时、定量，食物的软、硬、冷、热均要适宜。不可因担心体质虚弱、营养不够而暴饮暴食，增加脾胃负担，伤及消化功能。

（2）饮食宜清淡

长期膏粱厚味或重油、偏咸、偏甜饮食可加重胃肠负担，中医学认为可导致脾胃健运功能下降，脾虚则会生内湿，而湿为痹证重要病邪。且患者经常受病痛折磨，又长期以药物为伴。病发作时，更是茶饭不香，故饮食宜清淡。

（3）饮食不可偏嗜

鸡鸭鱼肉、五谷杂粮、蔬菜瓜果均不可忽视，粗细搭配、五味俱全，才能使五脏皆受其养；而饮食偏嗜，日久必可致五脏功能失调，百病丛生。

（4）注意饮食宜忌

患者有的病程较长，如果患病后忌口太严，长年日久，影响营养素的摄入，对疾病的康复不利。一般来说患者可以食用任何饮食，不必忌口。只是在急性期或急性发作，关节红肿灼热时，不宜进辛辣刺激的食物；久病脾胃虚寒者，少食生冷瓜果及虾、蟹、竹笋之类。一旦病情稳定，忌口即可放宽。

3. 食疗方

(1) 虫草鸡汤

原料：冬虫夏草 15～20 克，龙眼肉 10 克，大枣 15 克，鸡 1 只。

制作：将鸡宰好洗净，除内脏，大枣去核与冬虫夏草和龙眼肉，一起放进瓦锅内，加水适量，文火煮约 3 小时，调味后食用。

功效：用于混合性结缔组织病肺脾肾虚之患者。

(2) 参附回阳汤

原料：人参、制附子各 10 克，龙骨、牡蛎各 30 克，淡豆豉 50 克。

制作：先将制附子、龙骨、牡蛎加水煎煮，去渣取汁，加入豆豉煮至软烂，人参另煎，合并两液服用。

功效：用于混合性结缔组织病脾肾阳虚、寒凝瘀阻之患者。

(3) 独活乌豆汤

原料：独活 9～12 克，乌豆 60 克，米酒适量。

制作：将乌豆泡软，与独活同置瓦锅中，加水约 2 000 毫升，文火煎至 500 毫升，去渣，取汁，兑入米酒，每日分 2 次温服。

功效：用于混合性结缔组织病风寒湿阻之患者。

二、发病后养护

混合性结缔组织病具有系统性红斑狼疮、类风湿关节炎、系统性硬化症、皮肌炎、多发性肌炎相类似的混合表现，症状复杂多变，累及多个脏腑器官。发病后可参见相关章节进行养护。如关节疼痛难忍者参见类风湿关节炎养护；皮肤硬化手指肿胀，吞咽困难者参见硬皮病养护；肌肉疼痛无力萎缩者，参见皮肌炎和多发性肌炎养护；面部指尖皮损红斑，肾功能损害者参见系统性红斑狼疮养护；胸闷气促，间质性肺炎者参见间质性肺炎养护;雷诺现象明显者参见雷诺症养护。其他有针对性的养护方法如下。

1. 中药外洗

1) 皮肤硬化严重者,可外敷软皮化痰熥药方。

组成:白芥子、白芷、浙贝母、炙鳖甲、炙穿山甲、独活、川椒、川芎、露蜂房、皂角刺各15克,海藻、昆布各20克,透骨草25克,冰川6克。

制作:以上药共为细末,以白酒500毫升,细食盐500克混合搅拌均匀,装入细纱布袋中,蒸45分钟,取出后用干毛巾垫上,熥于硬化皮肤处,以不烫皮肤为度。每次30分钟,每日2次,1个药袋可反复使用10天。

功效:软坚散结,活血通络。

2) 皮肤红斑及双手硬皮样改变者,可与紫草洗方外洗。

组成:紫草、茜草各30克,白芷、赤芍、苏木、红花、厚朴、丝瓜络、木通各15克。

制作:上药水煮15~20分钟,外洗。

功效:行气活血,化瘀消斑。

2. 饮食宜忌

1) 多食含有大量维生素的食物。维生素是人体必需的一种营养元素,对人体维持正常的作用有着密切的关系,可以增加机体抗感染能力,保护细胞。维生素C还参与多类生化反应,增进胆固醇代谢,降低血胆固醇的含量,阻断某些物质的致癌作用。因此,多食含有大量维生素的食物,对身体有利,如吃一些新鲜水果、蔬菜等。

2) 高钙类食物可防骨质疏松。中国人的饮食结构里较容易缺钙,而钙是构成年人体的骨骼与牙齿的重要成分之一,缺乏的话,人体就可能发生骨质疏松,甚至轻度的碰撞则会造成骨折,再加上混合性结缔组织病患者用激素治疗,激素服用时间一长,也许有骨质疏松等不良反应,所以,多食些含钙可观的食物,如牛奶、虾皮、牡蛎等可以预防骨质疏松症。

3）低脂肪饮食，预防高血脂。高脂肪饮食，基本上属于垃圾食物。进食太多，造成血脂异常升高，导致脂肪肝、肥胖，加重动脉硬化；并且高脂肪食物，不易消化，会加重胃肠道负担。混合性结缔组织病患者大部分需要久服激素，容易引起高脂血症。所以，要注意少吃高脂肪食物，如肥猪肉、猪油、动物内脏、带鱼、鳗鱼、油炸鸡腿等，吃一些黑木耳、萝卜、红萝卜、南瓜、山楂、燕麦等降血脂食物。

4）低糖饮食，预防高血糖。混合性结缔组织病患者久服激素后，经常造成血糖升高，所以，要低糖饮食，以免造成血糖更高。

5）有些混合性结缔组织病患者对固体食物咽下困难，饮食不慎亦常打呃，多间歇性，平卧位加重伴胸骨后疼痛，因此这些患者需严格饮食管理。应以高蛋白、高维生素流质饮食，多食新鲜水果汁、蔬菜，忌食辛辣及刺激性食物。进食时取头高脚低20°倾斜位以减少胃-食管反流，必要时应用抗反流药物治疗。吞咽困难严重者予鼻饲流质或静脉营养，保证基本能量供应。

6）皮肤硬化严重者可适当进食咸味食物，如海带、紫菜、牡蛎等，中医学理论认为咸味食品有软坚散结的作用，可以促进皮肤软化。

7）皮肤肿胀明显者可适当进食山药、薏米、白扁豆、小麦、冬瓜、白茅根等具有健脾化湿、利水作用的食物。

8）百合具有润肺止咳、清心安神功效，现代医理研究证明，其有抑制胶原纤维硬化增生作用，所有皮肤硬化的患者均可服用。

3. 穴位保养

本病表现多样，建议根据其临床症状参照系统性红斑狼疮、皮肌炎和多发性肌炎、硬皮病、类风湿关节炎、间质性肺炎进行

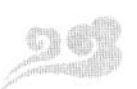

穴位保养。

附：雷诺综合征

【疾病概况】

雷诺综合征(Raynaud syndrome)又称肢端动脉痉挛症，是由于支配周围血管的交感神经功能紊乱引起的肢端小动脉痉挛性疾病。是肢端小动脉痉挛引起手或足部一系列皮肤颜色改变的综合征，本病于1862年由雷诺首先提出故名。传统上将雷诺症状者分为2种类型：一种为原发性即雷诺病，不能找到任何潜在疾病而症状和病情相对缓和者。另一种为继发性又称雷诺现象，患者往往兼患一种或几种疾病，症状和病程比较严重。目前多把雷诺病和雷诺现象统称为雷诺综合征。

雷诺综合征以阵发性四肢肢端(主要是手指)对称的间歇发白、发绀和潮红为其临床特点，常为情绪激动或受寒冷所诱发。本病多发生于女性，尤其是神经过敏者，男女性比例为1∶10。发病年龄多在20～30岁之间。在寒冷季节发作较重。根据指动脉的病变状况，本病可分为梗阻型和痉挛型两大类。本病的发作过程，先是指(趾)动脉发生痉挛或功能性闭塞，其后毛细血管和小静脉亦痉挛，因而局部皮肤呈现苍白。动脉痉挛较小静脉痉挛消退快，而造成毛细血管内血液淤滞、缺氧，出现发绀。血管痉挛解除后，局部循环恢复，并出现反应性充血，故皮肤出现潮红，然后转为正常色泽。

传统上将雷诺症状者分为2种类型。①原发性：即雷诺病，不能找到任何潜在疾病而症状和病情相对缓和者。②继发性：又称雷诺现象，见于已确诊患有一种或几种疾病，症状和病程比较严重者，多见于多种风湿性疾病，常见的如系统性红斑狼疮、系统性硬化症、混合性结缔组织病。

中医学没有"雷诺综合征"的病名。但关于其临床症状，文献中有类似记载。如远在汉代张仲景的《伤寒杂病论》中即有“手足厥冷,脉细欲绝者,当归四逆汤主之。若其人内有久寒者,加吴茱萸、生姜汤主之”,“血痹阴阳俱微,寸口关上微,尺中小紧,外证身体不仁,如风痹状,黄芪桂枝五物汤主之”。到清代《医宗金鉴》进一步论述“脉痹,脉中血不和而色变也”。本病属于中医学“脉痹”的范畴。

【养生指导】

中医认为气虚血瘀、阳虚寒盛为本病发病的内在因素,情志刺激和寒邪刺激为发病的重要条件。气为血之帅,气行则血行,气虚不用,则血行不畅而发生瘀滞;素体阳虚,寒自内生,寒胜则血凝滞,血流不畅而发生本病。因此本病以气虚、阳虚为本;气滞、血瘀为标。在治疗及养生指导上均以“温阳通脉”为要。

一、发病前预防

对于双手有由寒冷刺激或情绪刺激而产生白、紫、红颜色变化并伴有冷麻刺痛等异常感觉的患者,应及时到专科医院就诊,以明确是原发性雷诺病或继发性雷诺现象。尽快找出原发疾病,以免耽误病情。

1. 生活调摄

本病最主要的是注意保温,防止受凉,寒冷季节保持室温,外出或冰箱取物时应戴手套。洗脸、洗衣服尽量不用冷水。其次避免情绪激动及情绪刺激。若出现指端溃疡或坏疽,应积极控制感染。

2. 食疗方

(1) 猪蹄活血汤

原料:猪蹄1只,毛冬青30克,鸡血藤、丹参各50克。

制作:猪蹄洗净与上述药一起煮,猪蹄烂熟后,弃药渣,吃猪蹄喝汤。孕妇禁用。

功效:滋阴养血,活血通络。

(2) 当归红枣汤

原料:当归 20 克,红枣 40 枚。

制作:上 2 味共煮,煨熟后吃枣喝汤。

功效:养血活血。

(3) 紫菜木耳汤

原料;鸡蛋 1 只,黑木耳 15 克,紫菜 10 克。

制作:上 3 味共煮汤后加佐料食之。

功效:活血滋阴。

(4) 生姜红枣稀粥

原料:粳米 150 克,红枣 10 枚,生姜 15 克(切小片)。

制作:先以米煮粥,半熟时加入姜、枣再煮,熟则热饮。

功效:温养脾胃。

(5) 羊肉暖阳汤

原料:当归、党参、黄芪、生姜各 30 克,羊肉 500 克,大葱 50 克,调味品适量。

制作:将诸药择净,布包;羊肉洗净,切块,与诸药同放入药罐中,加入清水适量,煮至羊肉熟后,调味服食,每日 1 剂,连服 5～7 日。

功效:温阳益气。

(6) 羊肉御寒汤

原料:黄芪、干姜、胡椒各 30 克,羊肉 500 克,调味品适量。

制作:将诸药择净,布包;羊肉洗净,切块,与诸药同放入药罐中,加入清水适量,煮至羊肉熟后,调味服食,每日 1 剂,连服 5～7 日。

功效:温阳散寒,益气补血。

(7) 芪附生姜狗肉汤

原料:黄芪、附片各 10 克,生姜片 20 克,狗肉 250 克,调味品适量。

制作:将狗肉洗净,切块,余药布包,同入锅中,加清水适量,文火煮熟后,去药包,加食盐、味精等调味服食,每日1剂,连服5~7日。

功效:益气温阳,补肾养血。

(8) 虫草鹿茸补酒

原料:冬虫夏草10克,鹿茸5克,天冬30克,白酒500克。

制作:将诸药同置酒中,密封浸泡1周后饮用,每日早晚各饮1次,每次10~15毫升。

功效:补益阴阳,温经散寒。

二、发病后养护

1. 起居调摄

1) 避免挤压　避免劳累、撞伤、砸伤及冻伤;鞋袜要宽松;要保暖防寒。保持患肢清洁卫生,避免刺激损害皮肤。由于肢端微循环障碍,寒冷、挤压可进一步加重病情,因此应注意肢端保暖,避免挤压。

2) 加强肢体功能的锻炼　坚持适当的活动,促进肢体血液循环,防止关节、肌肉的萎缩;适当参加太极拳、气功等健身活动,避免进行剧烈的体育运动。

3) 减少下肢肿胀　若合并血栓性静脉炎出现下肢肿胀者宜抬高床脚15厘米,局部热敷,压迫刺激腓肠肌,加速回心血量,减少下肢的肿胀。

4) 保持衣物清洁　保持床单清洁平整,选择柔软舒适的内衣,随时穿袜,不宜赤足。保护手和手指,尽可能避免接触冷水,必要时涂护手霜,戴手套,最好选择除拇指以外四指均连在一起的手套,使其四指可相互取暖;亦可采取手炉取暖,保持温度。

5) 保护皮肤　应避免日晒,防止外伤。皮肤瘙痒时勿搔抓,以免皮肤破溃感染。对于发生溃疡者应保持皮肤清洁干燥。注意保护肢端和关节突出部位。

2. 自我按摩

1）用红花油按摩骨骼隆起处及关节活动部，促进局部血液循环，使关节活动度增加；可进行物理治疗，如隔天热水沐浴，热水覆盖至肩，水温升至52℃，最高水温56℃，水疗后患者应躺在床上，盖上热棉毯，汗出后擦干肢体，盖上清洁棉被，整个过程约2小时，每周2次。

2）患者让自己两手掌心相对，摩擦至热，再互替摩擦手背，每分钟150次左右，每次按摩3分钟；患者正坐，术者坐于前侧，捻揉腕部及各掌指和指间关节，同时适当配合摇法，摇肩肘关节，搓上肢4～5次，主要按揉曲池、尺泽、手三里、合谷、阳池、大陵等穴；患者自己屈膝盘腿，用一手靠小指侧的手掌部反复摩擦，一般从内踝的后方开始，经内脚踝向下斜行至脚掌心，来回摩擦达到温阳驱寒之功；患者俯卧，术者在踝关节周围及足背手法治疗，配合踝关节屈伸及内、外翻运动，再捻摇足趾，摇踝关节，再拿委中，沿小腿后侧向下直至跟腱，最后搓下肢，从小腿至足。

3. 针灸治疗

(1) 针刺疗法

取穴分为两组，一组为：合谷、八邪、手三里、外关、八风、三阴交、足三里、悬钟；另一组为：中脘、关元、脾俞、肾俞。

两组穴位轮换，温针治疗，隔日1次，30次为1个疗程。

(2) 灸法

取穴分为两组，第一组为：大椎、至阳、命门、上脘、中脘；另一组为：足三里、膈俞、脾俞、胃俞、肾俞。

每次一组选灸2穴，另一组选灸1穴，间日1次，每次灸7～9壮。

4. 中药熏洗

1）活血止痛散　透骨草、威灵仙、五加皮、元胡、川牛膝、红花、当归尾、乳香、没药、土茯苓、姜黄、羌活、川椒、白芷、海桐皮、苏木各 10 克，煎水熏洗，适用于气虚血瘀及四末失荣证。

2）回阳止痛洗药　透骨草 30 克，当归、赤芍、川椒、苏木各 15 克，生南星、生半夏、生川乌、生草乌、川牛膝、白芷、海桐皮各 10 克，煎水熏洗。适用于阳虚寒凝证。

3）葱白 30 克，生姜、桂枝、红花、地肤子各 15 克，煎汁熏洗患处，每日 1 次，每次 30 分钟左右。

4）苍术、附子、川乌、草乌、生麻黄、甘叶、红花各 10 克，煎水熏洗患处。

注意：以上外洗方有皮肤破溃者不可使用。

5. 药饼外敷

1）硫黄 20 克，血竭、丁香各 10 克，白胡椒 6 克，研成细末后用醋调成糊状，敷于手足心，每 2 日换 1 次。

2）将等量附子、川乌、丁香、皂矾、白胡椒研成末后装入手套内，套在手指或足趾上。

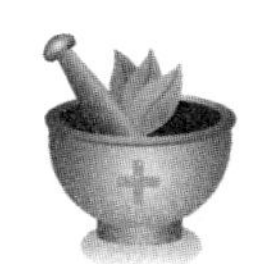

第二十章 风湿病养生的认识误区

我国的各种风湿病患者达2.3亿之多,其中有近8 000万人长期以来与拐杖和轮椅为伴。由于众多患者对此类疾病认识不足,治疗不及时,或者在防治和养生护理上存在多种误区,使得每年新增风湿病患者高达200万人,因此,敬告广大患者正确认识此类疾病,千万不可麻痹大意。以下是在临床上常常遇见的患者对疾病的认识误区,专家针对发病关键进行点评后,给大家阐明其中道理。

误区一:风湿病只包括风湿热和类风湿关节炎

专家提示:风湿病是指影响骨、关节及其周围软组织,如肌肉、滑囊、肌腱、筋膜等的一大类疾病;涉及的范围很广泛,包括结缔组织病、脊柱关节病、退行性或代谢性骨关节病及感染性关节炎等十大类百余种疾病。

误区二:治疗风湿病长期依赖于止痛药物

专家提示:许多患者在治疗风湿骨病过程中,通常认为能够快速止痛的药就是疗效好的药,从而过分地依赖止痛药物(非甾体类抗炎药),如双氯芬酸(扶他林)、芬必得、吲哚美辛、戴芬、西乐葆等,造成服用的剂量越来越大,这类药物大多易引起胃肠道、肝、肾及血液系统的各种不良反应,如肠胃不适,消化道溃疡、出血、穿孔,肝肾功能损害,心脏病,脑卒中(中风)等严重后果。曾遇一个患者自行服用双氯芬酸治疗类风湿关节炎长达20年,结果造成消化道长期慢性出血致严重贫血,同时出现肾功能不全。因此,必须认识到消炎止痛药物只能起到暂时缓解疼痛症状的作用,并没有根本消除致病根源。一旦服用2周以上仍无法改善关节疼痛或停药即发时,建议到正规医院的风湿科就诊,让医生制订正规的治疗方案控制病情。

一旦患病不要轻易自行服用止痛药,需要服用时也要全面衡量其可能产生的不良反应和所能获得的利益,不要长期或过量服用。

误区三:饮食上没什么特别需要注意的地方

专家提示:很多人都认为风湿病患者在饮食上没有什么需要多加注意的地方,其实这种想法是错误的。海鲜汤和动物内脏都应是痛风患者严禁食用的食品;而对炎性关节炎患者,猪肉、牛肉、羊肉等"红肉"以及香肠每周最多吃1~2次,因为动物脂肪中含有大量酮体、酸类、花生四烯酸代谢产物和炎症介质,如白细胞介素等,容易引起和加重关节疼痛、肿胀、骨质脱钙疏松与关节破坏。平时,低脂牛奶、奶制品和新鲜鱼肉是风湿病患者理想的补充蛋白质食品。特别是鱼肉中的成分可以缓解风湿病患者由于关节肿胀带来的疼痛感。此外,中医讲究的辨证进食也须依据自身的体质偏胜选用正确的饮食,如阳盛湿热之人须忌甜腻、辛热食品,阴盛寒湿之人须忌生冷瓜果、食品。

风湿病患者在进行药物治疗的同时,切勿忽视"对症进食",特别是应减少动物脂肪的摄入量,可适量多食低脂牛奶、奶制品和鱼肉等食物,同时可以经正规中医师辨别体质,进行正确的饮食指导。

误区四:关节痛就一直卧床休息

专家提示:有的风湿病患者因为关节肿胀疼痛,就长期不敢下床活动,其实这种制动是错误的,坚持适当的锻炼才能保持体质和恢复关节功能,否则身体会日渐衰弱,四肢甚至全身肌肉出现废用性萎缩、关节僵直、变形,成为终身残疾。风湿病患者在关节肿胀的急性期需要休息,而过了急性期,可在床上做主动或被动的髋、膝、踝关节的屈伸运动，也可以定期理疗，逐渐增加穿衣、吃饭、洗澡等生活能力的锻炼，防止关节变形。

风湿病患者过了急性期后应坚持适当的锻炼，值得提倡的是在温水中活动，除了可以减轻关节疼痛、促进肌肉放松外，还可改善关节活动度、肌力及耐力。

误区五：使用激素治疗，效果又快又好

专家提示：激素是处方药，使用激素治疗是有严格适应证的。有的患者未经正规医院的处方自行服用含有激素的药物，刚开始治疗效果明显，但一旦停用，疼痛症状又会出现甚至加剧，不得不长期服用，而长期大剂量服用激素可导致多种不良反应，不但可导致机体物质代谢和水盐代谢紊乱，诱发或加重感染、消化性溃疡、动脉粥样硬化、高血压、糖尿病等疾病，而且可使体内钙、磷的排泄增加，导致骨质疏松、肌肉萎缩，进一步加重风湿骨病，甚至导致股骨头坏死等严重后果。尤其值得注意的是，一些不正规的所谓治疗风湿病的有效中成药，往往会非法添加激素，患者服用时初期疗效神奇，但停药则病情反跳甚至加重。

激素对于风湿骨病治标不治本，一般在急性期、免疫抑制药物尚未起作用时短暂使用或小剂量联合运用。一旦出现骨质疏松、高血压等不良反应，就需在医生指导下减量或停药，千万不能自行滥用激素。需要中医药治疗时须到正规的中医风湿科进行辨证处方用药。

误区六：只有老年人才会患风湿骨病

专家提示：不单是老年人，所有不同年龄的人包括儿童都会患风湿病，严重的风湿病如系统性红斑狼疮、类风湿关节炎、强直性脊柱炎等在青壮年中更是常见；而我们所熟悉的颈椎病、腰椎间盘突出、骨质增生、腰肌劳损、骨关节炎等疾患，以往多见于中老年人，并认为是老年人的“专属”，但近几年来也趋向于年轻化，而且人数呈上升趋势；由于长期低头伏案工作、学习以及不良的驾驶习惯，快节奏、高压力的生活，高能量食物及酒精等摄入增多等不良的生活和饮食习惯，长此以往，人的免疫力就会下降，引起痛风、骨关节炎、骨质疏松等疾病。

风湿病并非老年人的“专属”，健康的工作、生活、饮食习惯，才能有效预防疾病发生。坚持做到无病早防、有病早治。

误区七：夏天不得风湿病

专家提示：不少人认为，寒冷季节感受风寒才会得风湿病，炎热的夏天是不会得风湿病的。其实不然，中医学理论认为痹证是由于风寒湿热等外邪侵袭人体，闭阻经络，气血运行不畅所致，以肌肉、筋骨、关节发生酸痛、麻木、屈伸不利，甚至关节肿大灼热等为主要临床表现。“湿”为夏季主气，湿邪有外湿、内湿之分，外湿多由气候潮湿、居处阴冷或涉水淋雨引起；内湿多由饮食贪凉或素体脾虚、水湿停聚所致。湿邪不除，日久化热，湿热胶着于关节，则疾病缠绵难愈，病程较长或反复发作。夏季人们多贪凉喜饮生冷，或长时间待在冷空调的房间里，内生之寒湿与外袭之寒湿相合为病，导致寒湿痹阻不通而关节疼痛。且与日晒有关的红斑狼疮、皮肌炎等风湿病也易在夏天反复和加重。

由于现代社会人们生活、饮食习惯的变化，如久吹空调、嗜食冷饮等，加之伏天暑湿正盛，风寒湿邪侵袭人体，也易患风湿病，其中以各种类型的关节炎多见。但也要防止日晒所导致的狼疮、皮肌炎的活动。

误区八：关节肿痛加上抗“O”增高即可诊断风湿热

专家提示：抗“O”增高只是链球菌感染的证据之一，上呼吸道感染患者也常见抗“O”增高，不能仅凭此诊断风湿热，一定要结合典型的临床表现和排除其他的风湿病才能诊断。

风湿热目前随着抗生素的广泛使用也成为一个少见病，不要轻率地下风湿热的诊断。而其他许多风湿病或感染性疾病也可以出现抗“O”非特异性增高，此时一定要作好鉴别，确诊为风湿热的才能应用青霉素治疗和预防，而其他各种风湿病皆不需要用青霉素，有的自身免疫性疾病使用青霉素等半抗原类抗生素还可诱发风湿热或加重病情，故一定要慎重。

误区九：关节痛患者类风湿因子阳性就可诊断为类风湿关节炎，类风湿因子阴性则可排除类风湿关节炎

专家提示：类风湿因子是一种以变性 IgG 为靶抗原的自身抗体，它并非类风湿关节炎的特异性诊断指标。在类风湿关节炎中，类风湿因子阳性率为 70%，还有 30%左右患者的类风湿因子是阴性，故不能根据类风湿因子阴性就排除类风湿关节炎。诊断类风湿关节炎一定要看是否符合国际通用的诊断标准，不能仅凭类风湿因子。

除了类风湿关节炎外，其他一些常见的风湿病和感染性疾病等也可出现类风湿因子阳性，甚至正常人也有 4% 阳性者，因此，类风湿因子阳性者不一定就是类风湿关节炎。类风湿因子阳性除见于类风湿关节炎外，还可见于病毒感染（如肝炎）、慢性感染（如结核）、细菌性心内膜炎，以及其他自身免疫性疾病（如干燥综合征、系统性红斑狼疮、混合性冷球蛋白血症）等许多疾病。因此不能仅凭类风湿因子阳性就诊断为类风湿关节炎。

误区十：风湿病是“不死的癌症”，治不好的

专家提示：近年现代风湿病学科的飞速发展使类风湿关节炎等风湿病的治疗效果不断提高，只要能早期诊断，抓紧时机给予积极的正确的综合治疗措施，就可使病情好转、稳定或缓解，提高生活质量。实际上，即便是最难治愈的类风湿关节炎、牛皮癣性关节炎、红斑狼疮等，只要治疗得当，早、中期控制率在 60%～70%，强直性脊柱炎、骨性关节炎控制率更高，没必要那么悲观。

有一部分患者道听途说，认为风湿病是不治之症，甚至到了谈虎色变的地步，对疾病的治疗失去了信心，整天忧心忡忡、胡思乱想，而不是积极配合治疗，结果事倍功半，拖延治疗时间，甚至导致过早残疾。其实，风湿病是可治可控的疾病，患者应有信心配合医生对疾病治疗。

误区十一：抗风湿西药的不良反应大，纯中药无不良反应，可以放心长期吃

专家提示：抗风湿西药是有一定不良反应的，但在有经验的医生指导下用药并严密监测不良反应指标，可保安全耐受。但抗风湿中药有些是毒性很大的药物，例如雷公藤可抑制生殖功能和出现急性粒细胞缺乏，乌头如使用不当，可产生神经毒性。因此，即使是纯中药制剂如果麻痹大意不注意监测而盲目应用，亦可导致严重后果。

现代医学和中医治疗风湿病各有所长，近年中西医结合治疗风湿病已在我国取得令人鼓舞的成绩，但不良反应的监测仍很重要，请患者务必配合医生进行治疗方案的定期调整，同时定期复查血、尿常规及肝肾功能等安全性指标。

误区十二：有病乱投医

专家提示：风湿病是缠绵难愈的疾病，部分患者治病心切，听信某些不科学的宣传或道听途说，认为能止痛就是好，迷信灵丹妙药，期望华佗再世，以求药到病除。一个地方用药不久，便又到另一个地方求治，辗转往返于不同的医疗机构之间，得不到正规专业系统的诊断和治疗，结果只能耽误病情，造成经济损失。而专科医生则会权衡利弊，给患者一个系统的治疗方案，不会用止痛药欺骗患者，讨患者信任，为以后治疗设置障碍。目前经常见到广告宣传某种能统治风湿病的"万金油"式药物，这是不讲科学的。临床上因轻信不正规诊所或邮寄类的偏方秘方，长期使用后出现肝损、肾损的病例很多见。

每一种药都有它的适应证。风湿病虽然有肢体疼痛、肿胀、屈伸不利的共同表现，但这些表现可由很多种风湿病引起。每种风湿病又因早、中、晚期不同，年龄、体质不同，有不同证型。治疗时需辨证施治，针对不同的证型，应用不同的药物和方法，才能达到理想的疗效。想用一种药物治好所有风湿病，是不科学的，也是不现实、不可行的。

误区十三：赤膊凉快，啤酒解暑

专家提示：研究表明，赤膊只能在皮肤温度高于环境温度时，增加皮肤的辐射、传导散热，而盛夏酷暑之日，气温一般都接近或超过37℃，高于人体皮肤温度，不但不能散热，反而会从外界环境中吸收热量，因而打赤膊会感觉更热。另外，夏天喝啤酒能解暑不可否认，但是，多喝照样能使人感觉口干咽燥、全身发热。因为啤酒毕竟也含有酒精，喝得过多，不仅达不到解暑的目的，反而降低人的思维能力和工作效率，并可能导致尿酸生成增加，引起痛风等病症发生。

夏季切忌贪凉、贪食，特别是啤酒等酒精性饮品。

误区十四：夏季晨练越早越好

专家提示：研究表明，夏季空气污染物在早晨6点前最不易扩散，此时常是污染的高峰期。人们普遍喜欢在草坪、树林、花丛等有绿色植物生长的地方进行晨练，而日出前，因为没有光合作用，绿色植物附近非但没有多少新鲜的氧气，相反倒积存了大量的二氧化碳，此时不但吸氧气很少反而吸进了对人体有害的很多二氧化碳气体，这对人体健康显然是不利的。

所以夏季晨练的时间不宜早于6点。

误区十五：空调应保持恒温或准恒温状态

专家提示：通过试验发现，不断调节居室温度，可以使人的生理体温调节机制不断地处于“紧张状态”，从而逐渐适应温度的急剧变化，提高人体自我保护能力，不至于经常感冒或患其他居室病症。因此，刚开始利用空调进行这种调节时，整个居室的温度变化幅度应控制在3～5℃；半个月后，幅度可逐渐提高到6～10℃。温度变化也不要太突然，而是要平稳地提高或降低（每次调节以1～2℃为宜）。

为了使机体适应环境温度变化，锻炼体温调节中枢的功能，应循序渐进地对室内温度进行调节。

误区十六:夏季“冲凉”最舒服

专家提示:炎夏,人们外出活动时会吸收大量的能量,人体肌肤的毛孔都处于张开的状态,而立即“冲凉”会使全身毛孔迅速闭合,使得能量不能散发而滞留体内,从而易引起高热症;同时,“冲凉”时,因脑部毛细血管迅速收缩,也容易引起供血不足,使人头晕目眩,重者还可引起休克。

夏季外出回家,应先让自己出汗,待身上的热散发过后,再采取一些清凉措施。

误区十七:患了风湿病,最好别结婚生子

专家提示:一般来讲,风湿患者可以同正常人一样恋爱和结婚,体贴入微的配偶在某种意义上比药物更为重要。但患者结婚前不应向对方隐瞒病情而应取得对方的理解,以免婚后带来更多不快,甚至使病情加重。盘状红斑狼疮患者完全可以放心地怀孕和生育。而系统性红斑狼疮患者,一定要在病情稳定的情况下,并征得专科医师的同意,方可怀孕与分娩。病情尚未控制和正使用大剂量激素者不宜怀孕。有肾脏、脑、心等重要脏器受累的患者,最好不要怀孕和分娩。一般来讲,在疾病稳定期怀孕,而且无明显的内脏损害,可以安全分娩。但红斑狼疮孕妇的病情常常难以判断,有时“一帆风顺”,有时遇“暴风骤雨”,因此在专科医师指导下随访检查十分重要。

类风湿关节炎、红斑狼疮等风湿病的发病与人体内的激素水平有一定的相互关系,女性患者容易患此病。怀孕后有一部分女性患者,由于体内激素水平的改变,关节炎症状会得到一定程度的改善,但是产后关节症状会再次复发或加重。因此,对于病情稳定、仅使用小剂量的激素(泼尼松)就可以控制病情的患者,可以考虑怀孕。但怀孕期间,应该注意密切随访(包括对胎儿以及孕妇本身的健康状况的监护),对于临床症状未得到有效控制,红细胞沉降率、C-反应蛋白水平居高不下,必须服用非甾体类抗炎药者,或正在服用慢作用药物,如甲氨蝶呤、反应停、来氟米特、雷公藤等时，一般不应该怀孕，因为目前还没有对胎儿安全的抗风湿药物，非甾体类抗炎药以及慢作用药物对胎儿的生长发育都会有一些不良影响。一般认为，在孕前半年，应停用甲氨蝶呤、硫唑嘌呤等细胞毒药物，孕前3个月应当停服柳氮磺胺吡啶、雷公藤、非甾体类抗炎药，若在妊娠期患者症状未缓解或加重，服用小剂量糖皮质激素（泼尼松）、羟氯喹对胎儿相对比较安全，能够稳定类风湿关节炎的病情，所以可以适当使用。非甾体类抗炎药在妊娠初3个月，及妊娠后期必须严格限制使用，仅必要时在妊娠中期应用。甲氨蝶呤、来氟米特、雷公藤等均不宜使用。服用中药也应尽量避免影响生育及胎儿的药物，并随症情变化及时调整处方方可安全使用。

对于男性患者来说，长期服用慢作用药物对精子的数量或质量会有一定不良影响，因此，如果配偶准备怀孕，一般需要停用慢作用药物3个月以上，在这段时间内新生的精子就能保持较高的质量，可以增加配偶受孕的机会或减少对胎儿的影响。当然，停药前提是患者的病情得到良好的控制。好在男性患者需要停药的时间比较短，一旦配偶怀孕后，男性患者仍可按照需要进行正规的治疗，而女性必须经历“十月怀胎”，对药物的限制就非常严格了。如果在怀孕的过程中，患者的病情进行性加重，出现严重的内脏器官受累，或发现胎儿异常，从保护孕母健康和胎儿健康的角度看，应考虑中止妊娠。产妇哺乳期间，一般也不宜服用非甾体类抗炎药及慢作用药物，若病情需要服用非甾体类抗炎药，可以选用半衰期短的药物。

患了风湿病，只要病情稳定，在医师的指导下完全可以怀孕生子，但必须遵从医嘱、定期监察。

误区十八：月子里得的风湿痛能通过再怀孕而消除

专家提示：民间常有“月子病靠再坐月子能痊愈”的说法，但怀孕分娩时所得的风湿痛则要视具体情况而定。若为一般性由于受寒或产后气血亏虚所致的关节痛确实可通过一定的调养而好转，但不一定非要再坐一次月子；若是属于系统性风湿病，如系统性红斑狼疮、类风湿关节炎、皮肌炎等引起的关节痛，由于这些风湿病的发生一定程度上与患者体内雌激素水平升高有关，再次怀孕分娩只能使雌激素水平再次升高而很可能再次引发上述风湿病或导致病情加重，对这种情况只能劝患者慎重对待第2次怀孕，特别在有风湿活动征象，如关节痛严重时，坚决杜绝再次怀孕。

再坐月子治疗风湿病的说法是不科学的，尤其对于系统性风湿病患者来说，如果首次发病与怀孕有关，再次怀孕只会增加病情活动或复发的风险。

误区十九：喝骨头汤能防止骨质疏松

专家提示：很多人以为从骨头汤中可摄入足够的钙，其实不然。实际上每500克的骨头经2小时熬煮，仅可溶出20毫克的钙，而一杯牛奶(200毫升)提供的钙为其10倍。对老年人而言，骨头汤里溶解了大量骨内的脂肪，经常食用还可能引起高脂血症、心血管疾病等其他健康问题。

对于骨质疏松症患者，要注意饮食的多样化，少食油腻，坚持喝牛奶，不宜过多摄入蛋白质和咖啡因。

误区二十：风湿病患者病情好转后，可以立即停用泼尼松

专家提示：各种风湿病一般对泼尼松等激素均有较好疗效，原则上已使用激素超过3天的患者即使病情明显好转也不能立即停用。在减量问题上，由于不同风湿病临床表现的复杂性及个体对激素反应的差异，难以有统一的减量模式，何时开始减量，如何减到小剂量，是否可以彻底停药，一定要根据病情，因人而异。通常必须在医生指导下进行，切勿自行随意减量或停服，以免产生不良后果。对有些风湿性疾病，如系统性红斑狼疮等，通常需较长时间甚至终身服用糖皮质激素，因而减量的目的还在于寻找能够控制病情的最小维持剂量，以期激素不良反应控制到最小。若长期应用激素减量不成，减量过程中病情反复，则

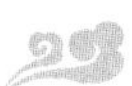

应在医师指导下选用或及早加用免疫抑制剂。

作为治疗风湿病的常用药，激素的使用不可以随意增减，应在专家指导下根据病情和实验室指标活动情况进行调整。

误区二十一：红斑狼疮等风湿病会传染，必须隔离

专家提示：传染病是指由致病性的病原体(如病毒、细菌、寄生虫等)所引起的具有传染性的疾病，如病毒性肝炎、痢疾、麻疹、百日咳、艾滋病等。系统性红斑狼疮等风湿病同病毒、细菌感染有关，但未证明病毒、细菌感染是发生风湿病的唯一原因。至今世界各地没有发生过系统性红斑狼疮在人群中迅速蔓延的情况，因此它不是传染病，不需要隔离。至于一个家庭出现有2个以上的系统性红斑狼疮患者，并非由传染所致，而是与遗传因素有关。

对于红斑狼疮等风湿病更多的要从机体免疫系统紊乱角度考虑，而非传染角度考虑，因此没有必要进行隔离，更不应该歧视。

误区二十二：红斑狼疮等风湿病是遗传性疾病

专家提示：红斑狼疮等风湿病不是遗传性疾病，但与遗传因素有关。许多临床资料表明，家庭中某一成员患系统性红斑狼疮，则其他成员的发病率增加，有5%～12%的一级亲属(如父母、兄弟、姐妹)发病。人类遗传基因研究发现，某些人类白细胞抗原(HLA)与系统性红斑狼疮的发病有关。先天性补体C3、C4的缺乏，也易发生系统性红斑狼疮。目前世界上许多风湿病学家正在寻找导致系统性红斑狼疮的致病基因，企图从根本上控制系统性红斑狼疮的发生。但系统性红斑狼疮的发病是多因素的，遗传因素只是发病的一个内因，还要有某些外因参与才可能发病。

遗传因素只是风湿病发病的一种因素，它只提供了发病的背景即大环境，但是否必然发病则与后天患者所处的环境、生理、心理等多种因素有关，而劳累、精神紧张、日晒、不当饮食习惯等也为不可忽视的发病诱因。故必须从患者的先天因素和后天因素等多方面探索研究。

误区二十三：皮肤没有发过红斑，就不可能是红斑狼疮

专家提示：系统性红斑狼疮是一种全身性疾病，主要由抗原抗体免疫反应形成血管炎，造成不同部位组织损伤，产生相应的临床表现，因为全身各器官都有血液供应，所以有血管的部位均可能受累，产生不同的临床表现。而皮肤损害在系统性红斑狼疮中发生率为60%～80%，典型的可见颧部蝶形红斑，也可在面部、额部、颈部、胸背部、手掌或足底、指端呈片状无痛性红斑、斑丘疹，局部可有鳞屑。除各式各样的皮疹外，皮损还可表现为弥漫性脱发、雷诺现象等。虽然有20%～40%的患者病程中无红斑发生，但只要与其他的临床症状及免疫检查符合，同样可诊断为红斑狼疮。尤其是一些以肾脏损害为首发病的患者往往皮肤损害的表现较少或晚于内脏的损害，但病情却可能更重。

不可将皮肤红斑与红斑狼疮画上等号，也就是说像皮肌炎、结节性红斑等其他风湿免疫病及皮肤科疾病也可出现红斑，而且有时无红斑表现的狼疮患者也不在少数，千万不可因为没有红斑而轻易否定系统性红斑狼疮的诊断而延误病情。

误区二十四：服用激素是引起红斑狼疮等风湿患者无菌性骨坏死的直接原因，因此为了防止骨坏死必须尽量不用激素

专家提示：长期、大剂量服用激素的患者容易出现无菌性骨坏死。一些风湿患者不愿服用激素，因而使疾病得不到控制。激素的确是造成无菌性骨坏死的重要原因，但也有证据表明，不论患者是否接受过激素治疗，在坏死的骨活检中，都有慢性血管炎，所以有人认为风湿病本身的血管炎可导致骨坏死，激素不是引起无菌性骨坏死的唯一原因。有些出现无菌性骨坏死患者，并非患有风湿病。有的患者服用激素仅一周就出现无菌性骨坏死，说明无菌性骨坏死发生与个体的敏感性也有关。酒精、止痛片也可造成无菌性骨坏死。

激素的使用及剂量大小仍应根据病情活动程度由医师来选用，因顾虑激素的不良反应而延误了疾病治疗的最佳时机，最终造成病情活动无法控制，甚至影响生命，是比无菌性骨坏死更为可怕的后果。

误区二十五：HLA - B27 阳性就一定是强直性脊柱炎吗

专家提示：HLA 是存在于人白细胞中与遗传直接相关的染色质上的一种抗原，依不同的位点编码。1973 年一美国学者和一英国学者的研究证明强直性脊柱炎与 HLA - B27 位点相关。他们发现，90% 以上的强直性脊柱炎患者中携带 HLA - B27；HLA - B27 与强直性脊柱炎有很强的相关性，但查出 HLA - B27 阳性并不能确诊为强直性脊柱炎。因为 HLA - B27 阳性的人群中仅 20% 的人患强直性脊柱炎。所以认为 HLA - B27 阳性即会患强直性脊柱炎，显然不对。同时应该注意强直性脊柱炎患者中也有近 10% 的患者 HLA - B27 为阴性的。

强直性脊柱炎的诊断仍应以临床症状及影像学的改变为主要判断标准，HLA - B27 阳性只作为一个重要参考指标。

误区二十六：称为“口、眼、生殖器三联症”的白塞病是一种性病

专家提示：白塞病（Behcet diseases，BD）是一种血管炎。1937 年，土耳其皮肤科医生白塞（Behcet）首先报道了一种以口、眼、外阴病变为特点的疾病。之后，以他的名字命名此病，这就是白塞病。这种血管炎并非由细菌等微生物感染引起的，而是一种无菌性炎症。众所周知，人的血管是遍布全身的，因而，这种血管炎性疾病也是一种全身性、多系统的疾病，它可以累及皮肤、黏膜、眼、心血管、胃肠、泌尿、关节、神经等许多器官，引起以眼部、口腔、外阴炎症和溃疡为主要表现的疾病，统称为口、眼、生殖器三联症。但本病并非一种性病，也不会传染。

有眼部病变伴口、外阴溃疡时应警惕白塞病，但其确诊一定要在有经验的专科医生处才能完成，必要时可去皮肤性病科排除性病后再到风湿免疫科诊治，同时要注意内脏损害所致的消化道溃疡、心脏病变及脑部病变。

误区二十七：仅仅补钙就可以治疗骨质疏松

专家提示：钙是骨骼的重要成分，主要来源于食物。如不能从食物中摄入足量的钙质，可补充钙质。摄入的钙量略多于需要量并无害。市场上有大量的钙剂出售，如碳酸钙、枸橼酸钙等。钙尔奇 D 每日 1～2 片，能充分补充每日所需钙质，而且因含有维生素 D_3，可使钙吸收更完全。罗钙全又称骨化三醇，是维生素 D 活性代谢产物之一，不仅能促进肠道钙离子吸收，增加远曲肾小管对尿钙的重吸收，而且活化破骨细胞使骨吸收钙，并活化成骨细胞促进骨形成。但补充钙质及维生素 D 只是骨质疏松的基础治疗，严重的骨质疏松患者除补钙外，绝经期妇女还可选用雌激素替代疗法。对已有典型骨质疏松者，可选用降钙素、二磷酸盐、氟化钙等能迅速减轻疼痛，缓解病情，但需在医师指导下使用。

为预防骨质疏松的发生，除药物外，更应注意个人生活方式，如忌酒戒烟，因为酒精对骨骼有毒性作用，吸烟降低骨密度峰值，导致早绝经及影响雌激素替代治疗的效果；糖皮质激素及某些药物会增加骨的丢失和影响骨的生长；盐及过量的蛋白质和磷（含于肉类中）可增加钙从尿中排出；过量的纤维性食物可降低人体对钙的吸收率；咖啡因能增加尿中钙浓度，常喝咖啡和可乐会使钙丢失增加；缺少运动会使骨钙减少，骨形成减慢。年轻时体育锻炼对增强骨质起重要作用，而在老年期则只起维持骨质作用。户外日光浴可调节骨钙代谢。

如已有骨质疏松症者，因容易发生骨折，不要举重物；不要使背部过度劳累；不要用凳子或椅子垫脚从高处取物；不要把头弯至腰部以下拾物，而应下蹲、且保持上身平直拾物；步行或做事尽量放慢速度，以免跌倒；为防止脊柱弯曲，站立时身体要平直，坐立时身体要挺直，卧位时身体要伸直。

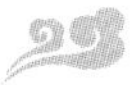

误区二十八：长出来的"骨刺"可以消除

专家提示：经常有人问"骨刺"能否消除，回答是：不能。但许多传播媒介则争先恐后地"隆重"推出"消刺新药"和"消刺专家"，那么"骨刺"能消除吗？所谓的骨刺就是正常骨组织增生的部分，它与正常组织密切相连；增生后的关节负重面积增大，承受的压力相对减少，关节的稳定性和负重能力增强，从这个角度讲骨质增生是人体自我保护的代偿反应。但事物都需要一分为二地分析，当增生的骨质对其他组织压迫时就会使人产生疼痛、麻木等不舒服的感觉。实际上骨质增生不是一种独立的疾病，而是人体在衰老过程中的一个必然改变，就像老年人的头发变白和皱纹增多一样是正常的生理退行性变化。经测定，增生的骨质和人体原有的骨骼结构相似，成分相同。如果真能够将增生的骨刺"消除"或"化掉"，那么，人体所有的骨骼岂不是同时"消""化"为乌有了吗？

目前所有的针对"骨刺"的治疗措施：理疗、推拿、针灸、按摩、封闭、牵引、雾化、中医中药、西药等都在一定程度上起到了活血化瘀、行痹通络、抗炎镇痛等作用，缓解了疼痛的症状，但绝对没有"消除"骨刺的作用。

图书在版编目(CIP)数据

常见风湿病的中医预防和护养/陈湘君主编. —上海:复旦大学出版社,2013.10
(复旦·养生.沪上中医名家养生保健指南丛书)
ISBN 978-7-309-09817-4

Ⅰ.常… Ⅱ.陈… Ⅲ.风湿性疾病-中医治疗法 Ⅳ.R255.6

中国版本图书馆 CIP 数据核字(2013)第137582号

常见风湿病的中医预防和护养
陈湘君 主编
责任编辑/贺 琦

复旦大学出版社有限公司出版发行
上海市国权路579号 邮编:200433
网址:fupnet@fudanpress.com http://www.fudanpress.com
门市零售:86-21-65642857 团体订购:86-21-65118853
外埠邮购:86-21-65109143
常熟市华顺印刷有限公司

开本 890×1240 1/32 印张 5.875 字数 139 千
2013年10月第1版第1次印刷

ISBN 978-7-309-09817-4/R·1316
定价:20.00元
